やせる！
腰回しダイエット

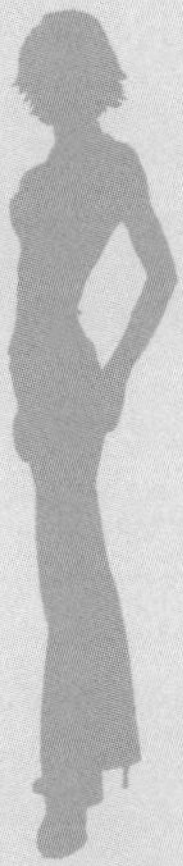

SHINO（Studio Cute主宰）
監修・寺田壮治（寺田クリニック副院長）

マキノ出版

この本を手にとってくださり、

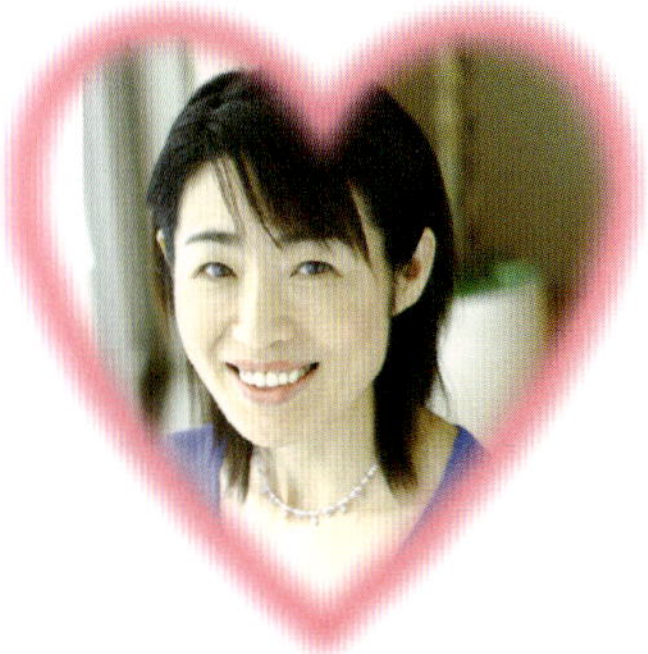

ありがとうございます。

はじめに

腰回しが未来のあなたにハッピーを呼ぶ

美しい体型をあきらめていませんか？

美しくバランスのとれた体型は魅力的ですね。とくにおなかまわりがスッキリと引き締まったボディラインは、「愛されオーラ」を発していて、思わずため息が出てしまいます。

でも、「年とともに体型がくずれるのは当然」「オバサン体型はまぬがれない」……。そんなまちがった情報をうのみにして、美しい体型をあきらめていませんか？

もしもそうだとしたら、きっとこの本は、未来のあなたにハッピーを呼ぶ、「幸せのバイブル」となることでしょう。

本書で紹介する美腰《びこし》メイク〝腰回しダイエット〟は、骨盤《こつばん》を回すことにより腰まわりの骨格と筋肉を調整し、美しく引き締まったウエストラインをつくる体操です。

さらに、ウエストやせだけがゴールではなく、自分に自信がつ

PROLOGUE
腰回しが未来のあなたにハッピーを呼ぶ

き、前向きな考えをもてるようになって、幸せをつかむ……。腰回しは、こんなにいいことづくめのダイエットなのです。

腰回しは、いままでのダイエットと何が違うのでしょう？ それは、歯をみがくような感覚で、毎日続けられること。そして、腰回しをしていると、まるでけがれのない子どものように、自由でワクワクした気持ちになれるということ。ハッピーなことをおなかの中心に集めて、腰から全身をキレイに変えていく……。腰回しはそういった体操なのです。

腰回しを1日数分続けるだけで、うっとりするようなボディラインとハッピーが手に入るなんて、すてきではありませんか？

さあ、さっそくきょうからはじめましょう！

SHINO

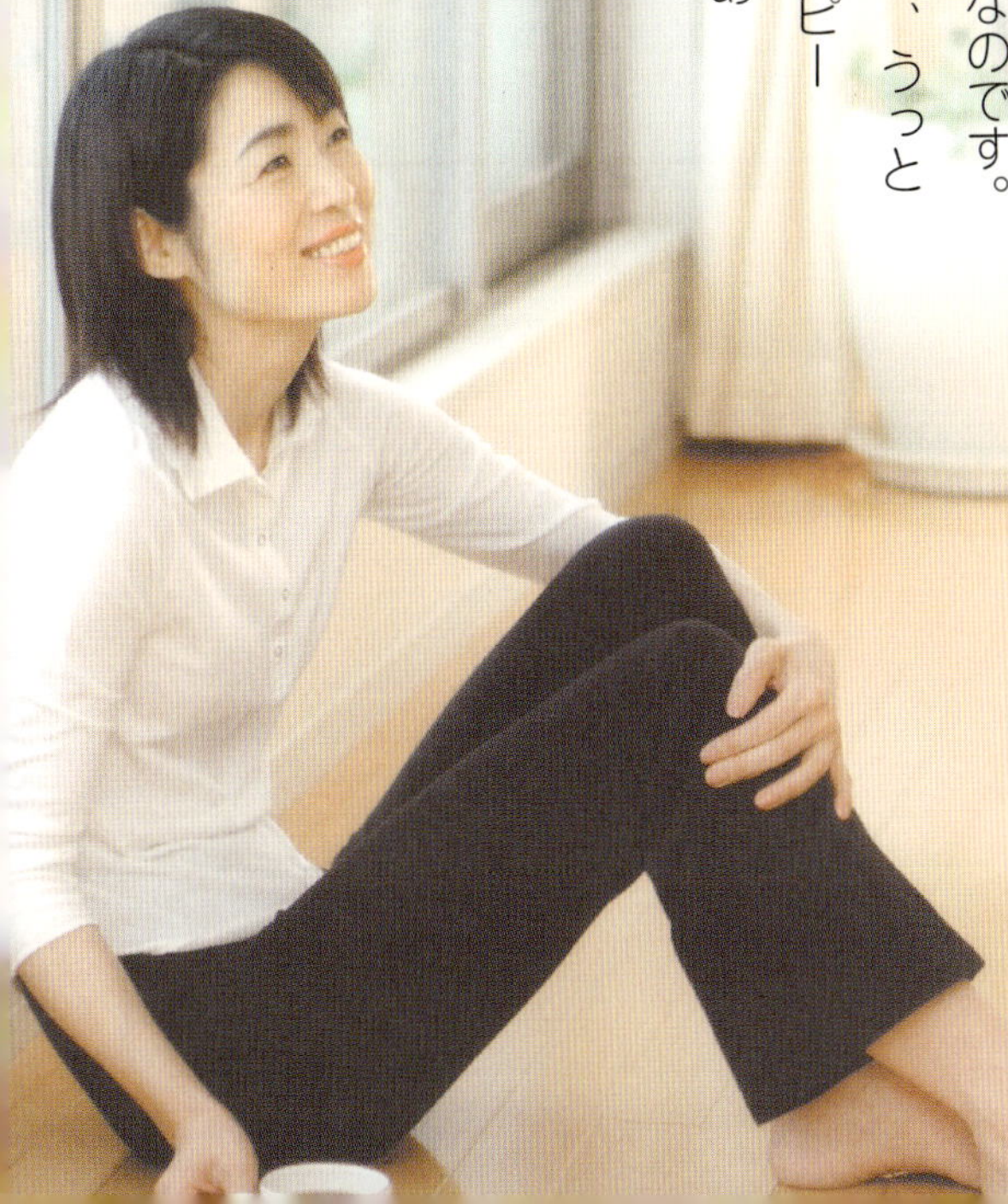

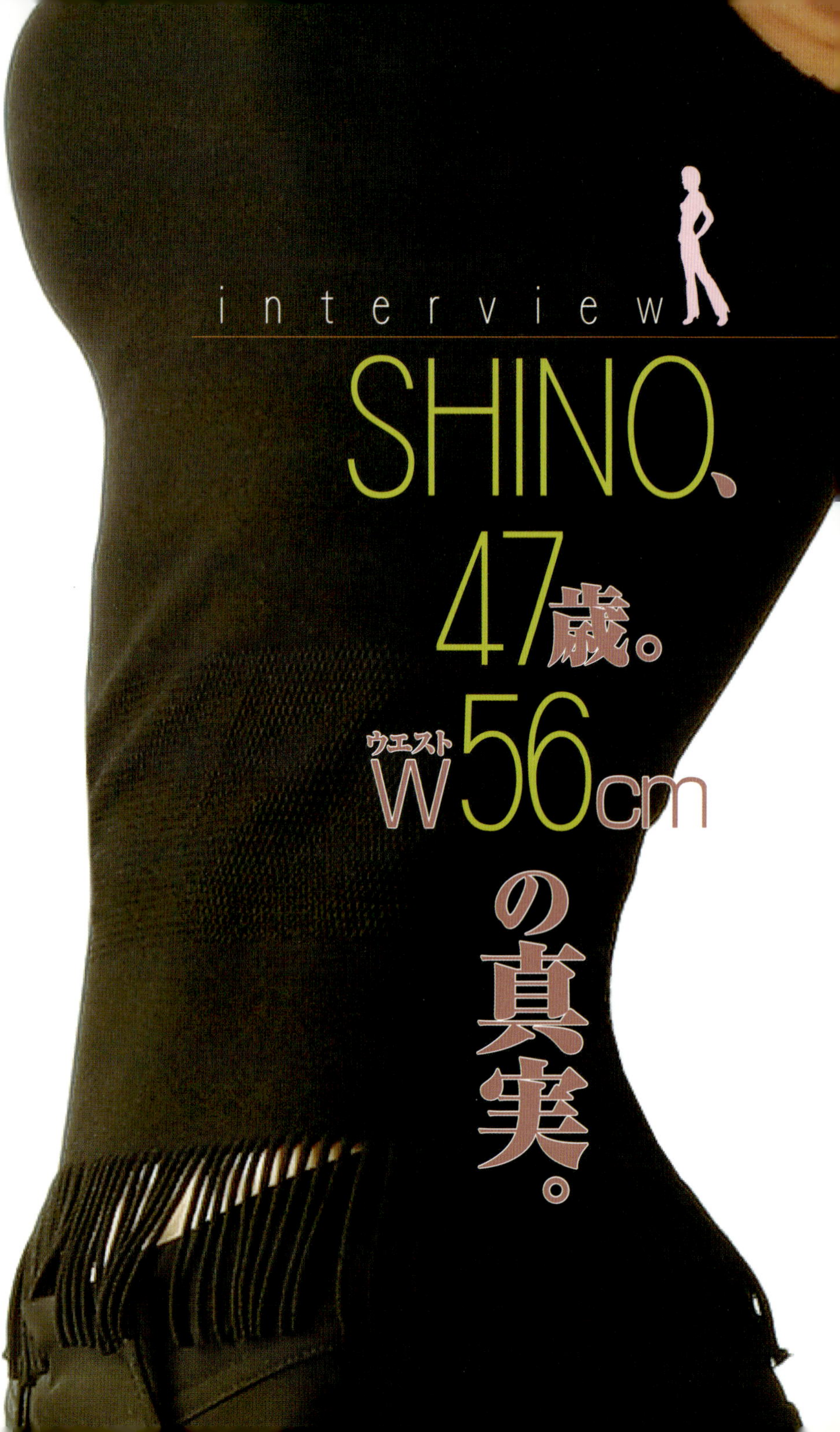

interview

SHINO、47歳。W《ウエスト》56cmの真実。

ＳＨＩＮＯさんは現在47歳、出産経験は2回あり。にもかかわらず、ウエストは驚異の56㎝！　表紙の「くびれ」に驚いた方も多いかもしれませんが、コレ、けっして画像処理なんかじゃありません。

ＳＨＩＮＯさんのスタイルの秘密はいったいどこにあるのでしょうか？

産後太りでウエストが86㎝になった過去

――いまでこそこんなにスリムなＳＨＩＮＯさんですが、かつては産後太りで、ウエストが最高86㎝になったこともあるそうです。

出産後、おなかまわりが急激に太ってしまって……。そのころはまだ20代だったので、ほんとうにショックでしたね。いろんなダイエットに挑戦しては挫折《ざせつ》して、すっかり自信をなくしていたころもあったんですよ。

でも、悩んだすえに独自の〝腰回しダイエット〟を開発して、ウエストは30㎝もダウンしました。信じられないか

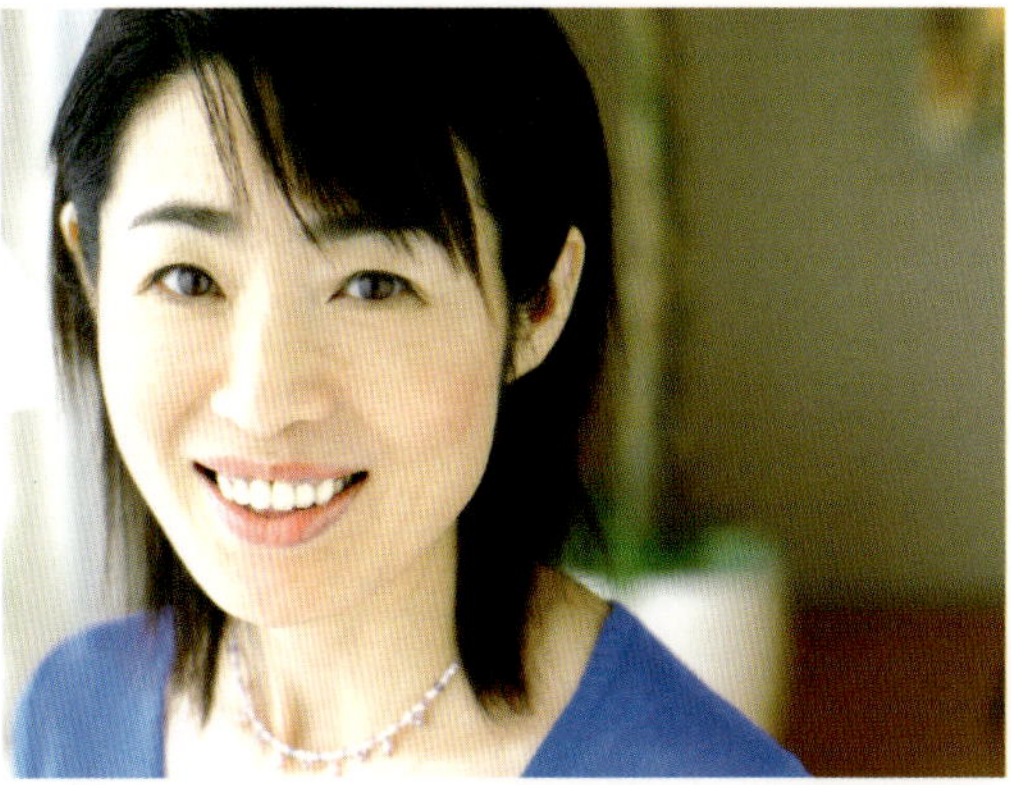

もしれませんが、20代のころよりも、いまのほうがスタイルがよくなっているんですよ。

食事制限なし、気持ちいいエクササイズでやせられる

――SHINOさん自身の悩みがきっかけで生まれた腰回しダイエット。いったいどんなものなのかというと……。

腰回しダイエットは、骨盤《こつばん》のゆがみを正して、女性らしいボディラインをつくるエクササイズです。とはいっても、激しい動きや無理な姿勢はいっさいありませんので、ご心配なく！

読者の方のなかには、ダイエットに失敗した経験のある方も多いと思います。そんなあなた、いままで試したダイエットは、「気持ちいい」と感じられるものでしたか？

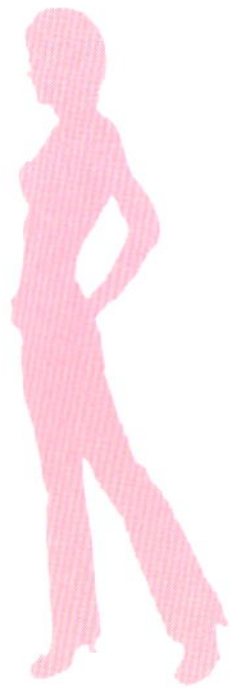

“20代のころより、いまのほうがスタイルがよくなっているんです”

わたしも経験がありますが、つらくてめんどうなエクササイズは、やっぱり長く続くはずがありませんよね。
美腰《びこし》エクササイズなら、1日5分、ただゆったりと、気持ちよく腰を回すだけ。たったこれだけです。からだの奥の筋肉（深層筋《しんそうきん》）を鍛え、骨盤のゆがみを正すので、しぜんにやせやすいからだになれるんです。

――SHINOさんが講師を務めるカルチャースクールの教室でも、短期間でスタイルが劇的に変わる生徒さんがとても多いとか。ただ、SHINOさんの完ぺきなスタイル

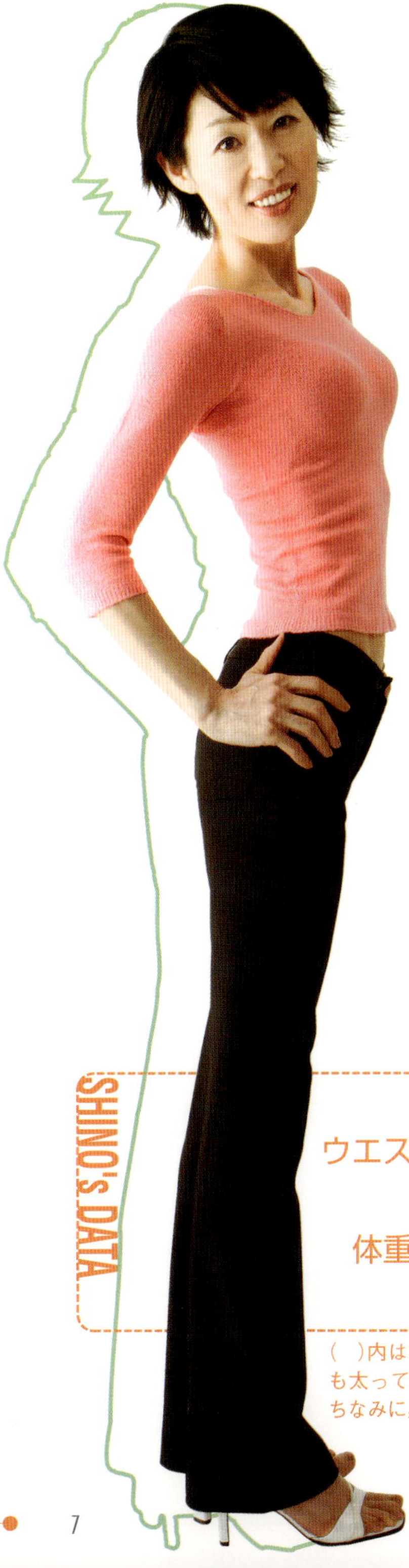

SHINO's DATA

ウエスト **56**cm
（**86**cm）

体重 **42**kg
（**57.8**kg）

（　）内は、おなかまわりが最も太っていたころのサイズ。ちなみに身長は167cm。

を見ていると、無理な食事制限をしているのでは？　と思ってしまいますが……。

つらい食事制限は、いっさいしていません！　ふつうに食べながらやせられるのが、腰回しのいいところなんです。

わたしは、食事は毎日きちんととっていますし、ごはんやスイーツを手作りするのも大好きなんです。娘や友だちと楽しく食事するのも大好き！　デザートまでしっかり食べるので、びっくりされることもよくありますね（笑）。

腰回しをすると、からだのゆがみが正されて、基礎代謝《きそたいしゃ》（じっとしていても消費されるエネルギー）が高まります。そうすると、食べたものがエネルギーに変わりやすくなって、太りにくいからだになるんです。

おいしいものを食べられないダイエットなんて、やっぱ

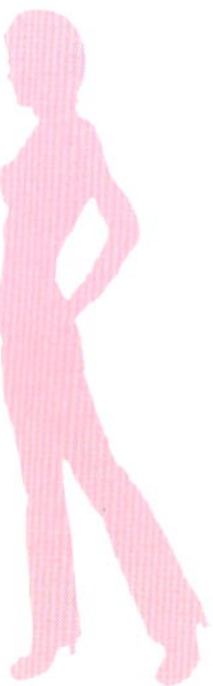

“食事制限はいっさいなし！
デザートまでしっかり
食べてます”

り成功しません！　いままで食べないダイエットに失敗してきた方にも、ぜひ腰回しを試していただきたいですね。

腰回しで、やりたいことはすべてかなってきた

——かつてはふつうの専業主婦だったSHINOさんですが、腰回しが口コミで広がり、全国の教室やメディアで大活躍するように。いまでは、多くの生徒さんたちのあこがれの的です。

わたしにとって腰回しは、神様からの贈り物。腰回しでスタイルに自信がついてからは、考え方が前向きになって、「やりたいことをやれる自分」になりましたね。

じつは、腰回しと出合ってからというもの、願いがかなわなかったことは一度もないんですよ。

腰回しが雑誌やテレビで紹介されるようになって、つぎからつぎへとチャンスがふってきて、40代で上京。ついに自分の本まで出すことができました！

じつは、尊敬する松下《まつした》幸《こう》之《の》助《すけ》さんの『道をひらく』とい

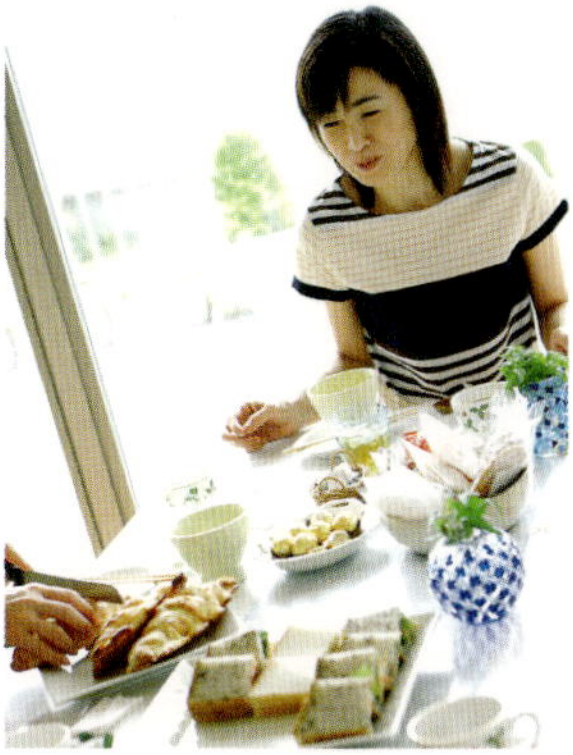

う本を読みながら、「松下さん、女性の役に立つはずですから、どうかわたしに本を出させてください」と願っていたことがあるんです。すると、その1ヵ月後に、出版社から本の出版依頼の電話がかかってきて！

まさに腰回しがハッピーを運んでくれたんだなぁと実感しています。腰まわりが整うと、どんどん積極的な自分になって、夢をかなえるパワーが高まるみたいです。

「ありがとう」と「だれかのために」がキーワード

──腰回しで美しいスタイルを手に入れ、まぶしいサクセスの道を歩んできたＳＨＩＮＯさん。でも、じつは、つらいできごともも経験してきたそう。

親の反対を押し切ってまで結婚した人と、離婚せざるを

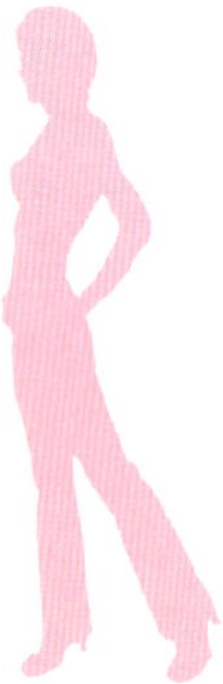

“腰まわりが整うと、夢をかなえるパワーが高まるみたいです”

得なくなって、つらい時期もありました。ちょうど娘も独立して、「もう一度、自分が人のために何ができるのかを考えないと」と悩んだりもして……。

でも、そんな時期も、支えてくれる人たちがいた。まわりの人への「ありがとう」という気持ちを忘れずにいることで、乗り越えてこられたんだと思います。

上京してからも、たくさんの方が力になってくださったおかげで、ここまで来ることができました。自分の利益のためじゃなく、「だれかのために」と思って願えば、まわりの人がハッピーを運んでくれるようになるんだなあって、つくづく感じましたね。

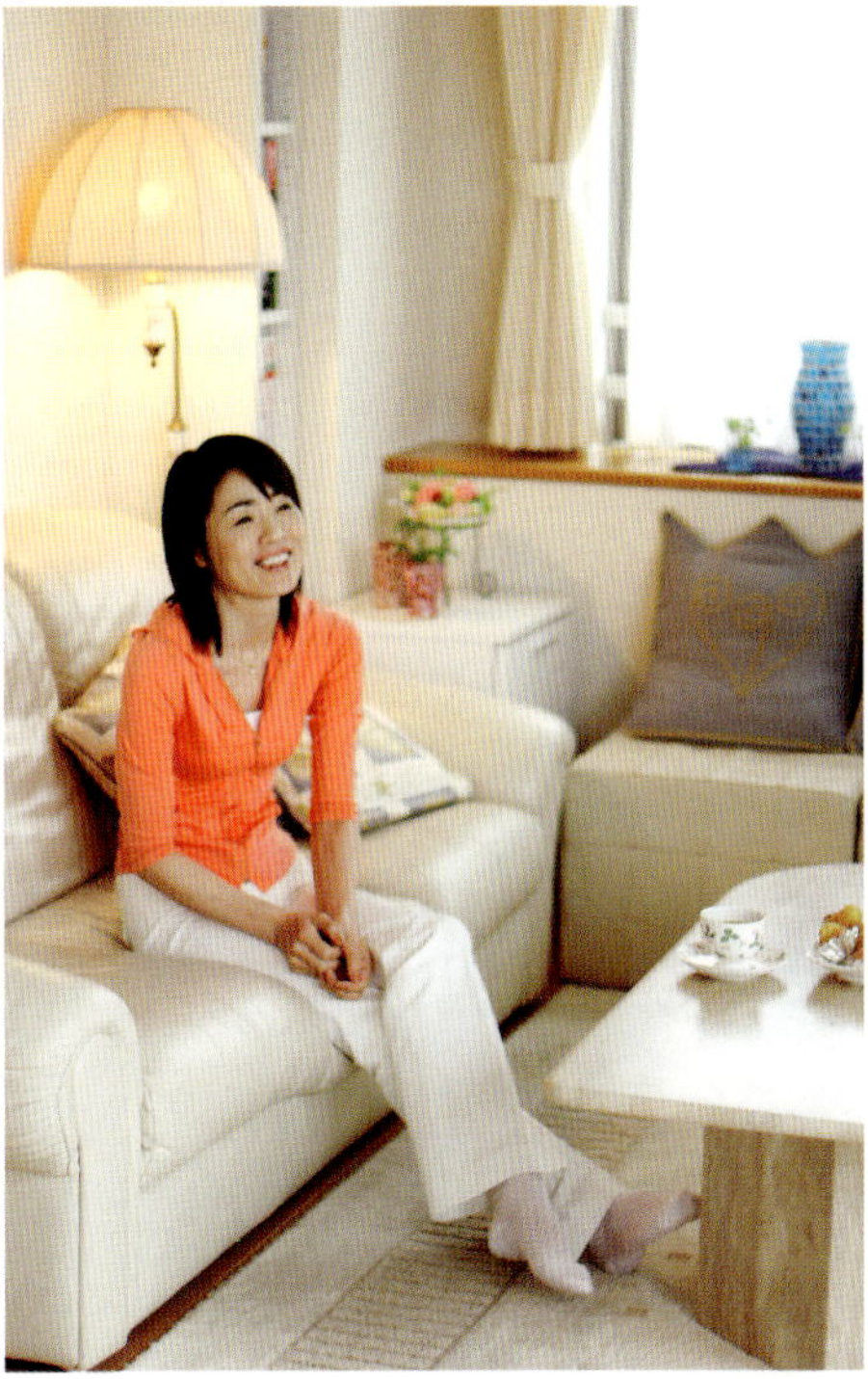

腰は人にとっていちばん大切な場所

――骨盤についての研究を重ね、いままで多くの人の腰を見てきたＳＨＩＮＯさんは、「腰を見るとその人のことがわかる」といいます。

教室の生徒さんの腰の状態がいつもと違って、「つらいことでもあったのかな？」と心配になることもありますね。そんなときは、やさしく声をかけながら腰回しをします。筋肉がほぐれて、左右の骨盤がバランスよく整ってくると、表情の暗かった人も、キラキラした表情をとり戻してくるんですよ。腰は人間にとって、まさに「要《かなめ》」なんです。以前、歌舞伎を見に行ったんですが、坂東玉三郎《ばんどうたまさぶろう》さんの腰の動きには感動しましたね。何かを表現し、観客を魅了

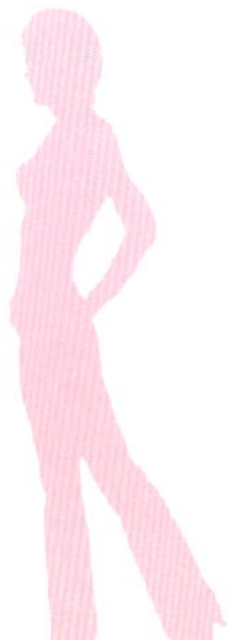

“年齢神話に負けないからだをつくっていきましょう！”

する人というのは、腰の動きが違うんです。

　おなかの真ん中に力を集めて、腰から動きを表現している感じで。「美《び》腰《こし》力《りょく》」といったものを感じましたね。

あきらめないで！　あなたも人生を変えられる

――そんなSHINOさんが女性に伝えたいのは、「年齢神話にまどわされないで！」という願いだそうです。


「オバサン体型はまぬがれない」「どうせわたしはやせられない」なんて思っている方も、どうかあきらめないで！

　ガンコな産後太りでさえ解消できるんですから、腰回しはどんな方にも効果てきめん。年齢神話になんて絶対負けない、うっとりするようなボディをつくっていきましょう。

　わたしの教室の生徒さんも、幅広い年代の方がいますが、みなさん続々と、目に見えてスタイルがよくなっています。

　腰回しは、いますぐできる、いいことづくめのダイエット。ひとりでも多くの方に、この効果を知ってもらいたいですね。

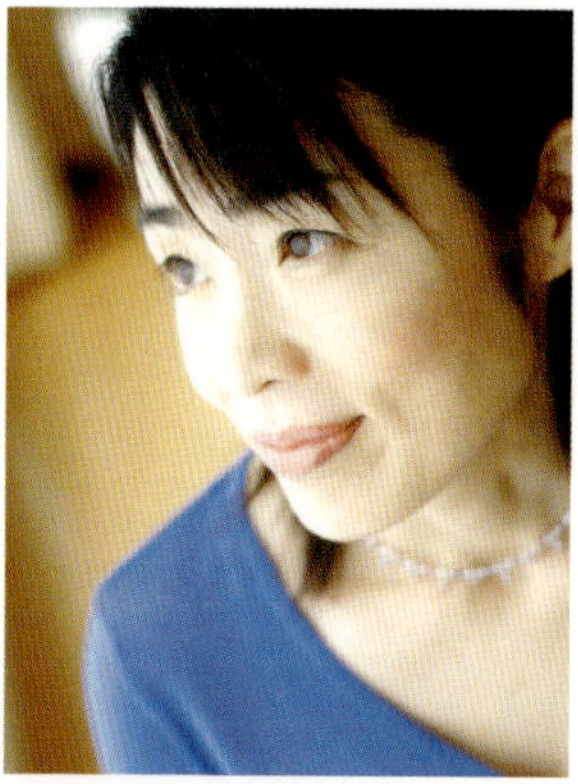

SHINOさんのホームページ　http://shinoan.cool.ne.jp

『やせる！ 腰回しダイエット』

CONTENTS

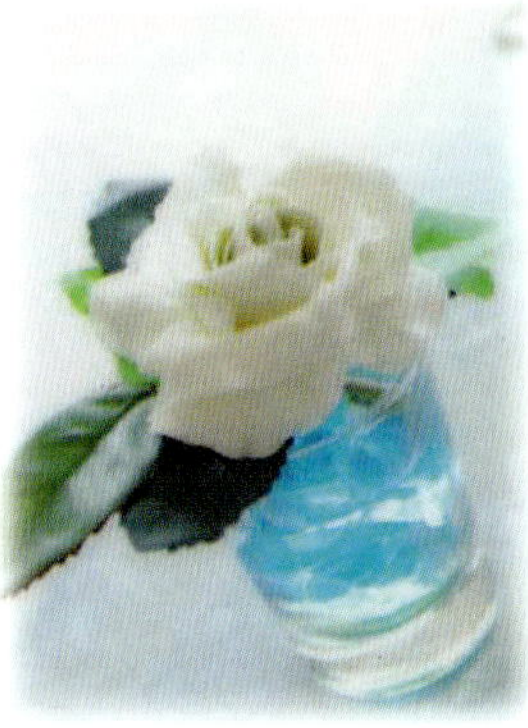

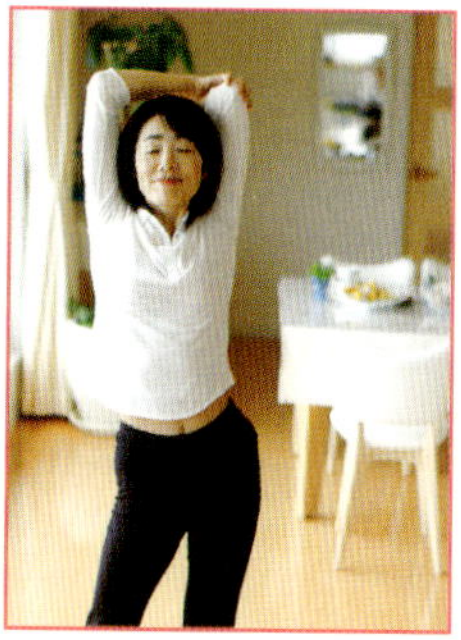

PART 2 美腰ハッピー物語　腰回しでキラキラ人生を手に入れた！

PART 3 基本のルール　キレイになるための6つのポイント

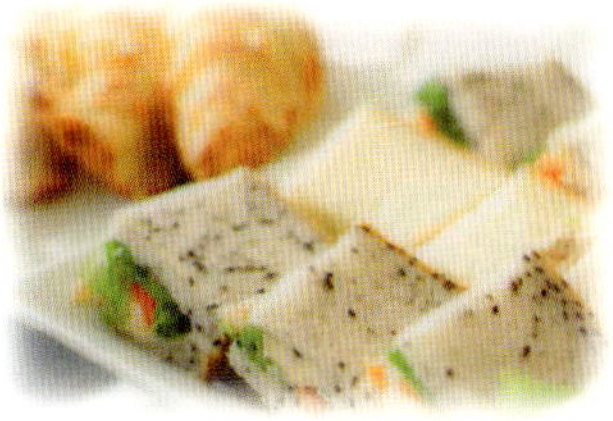

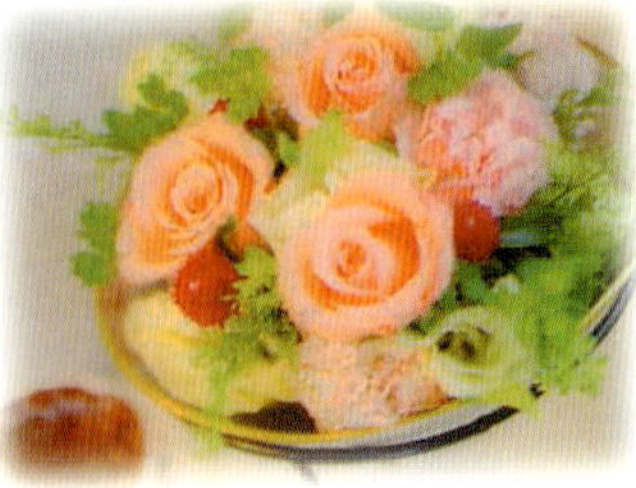

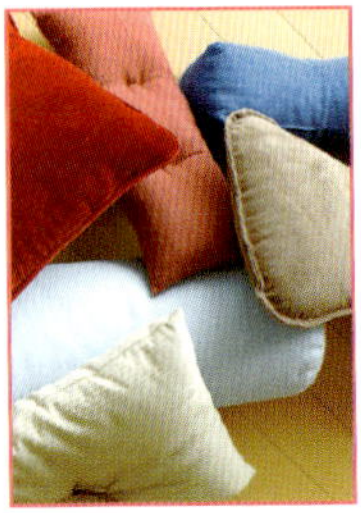

PART 1

これさえおさえればOK!
1日5分、基本の腰回し

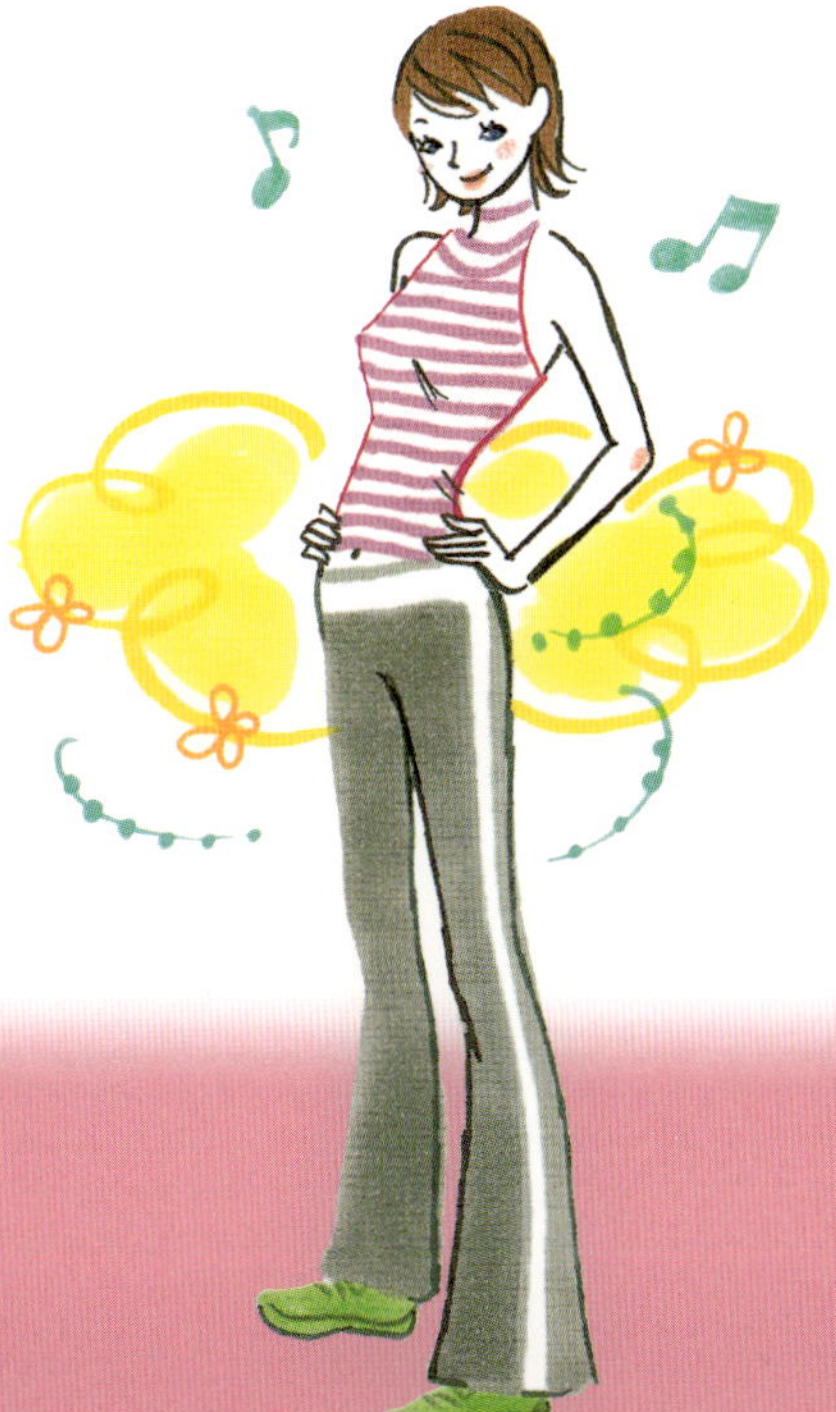

腰回しの効果

腰回しダイエット・5つのうれしい効果

ゆったり腰を回すだけで、からだが内側から変化する！

キレイになるのはもちろん、イキイキとした毎日が送れる

〝腰回し〟は、ＳＨＩＮＯさんの考案した美容法〝美腰《びこし》メイク〟における体操〝美腰エクササイズ〟のうちのひとつです。美腰メイクは、腰まわりを美しくし、内側から輝く女性になるためのもの。ウエストが細くなるのはもちろん、うれしい効果はほかにもあるのです。

①ウエストラインが美しくなる

骨盤《こつばん》のゆがみが整うと、腰まわりの骨格も整えられます。すると、骨格と連動する筋肉がバランスよく働くようになり、ウエストやヒップのよぶんな脂肪が、効率よく燃焼されます。

●SHINOさん提唱・美腰メイクの内容

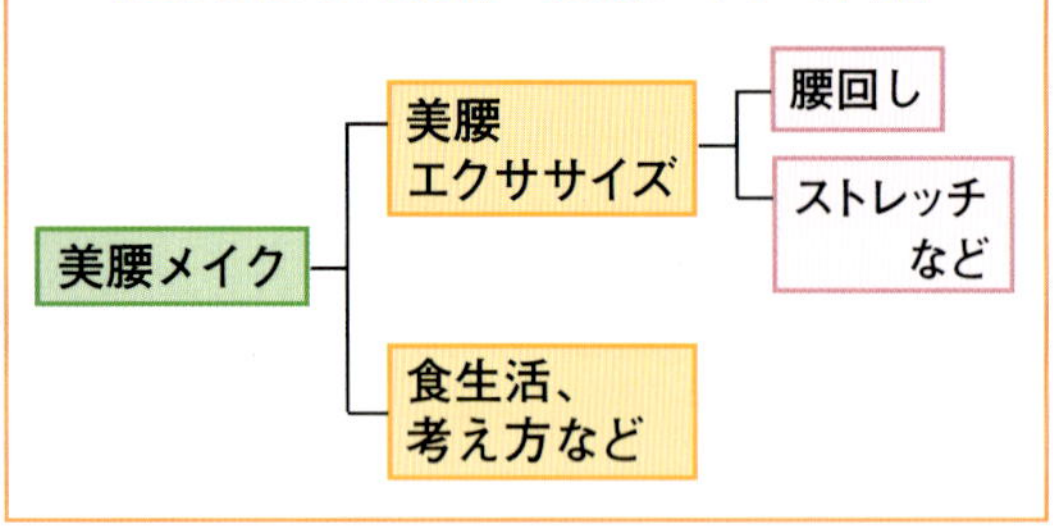
美腰メイク
美腰
エクササイズ
腰回し
ストレッチ
など
食生活、
考え方など

ピチピチ ②うるおいのある美肌が手に入る

骨盤が整うと、その内部の子宮《しきゅう》の働きも正常になり、女性ホルモンの分泌《ぶんぴつ》が活発になります。肌を美しくする働きのあるホルモン「エストロゲン」の分泌も活発になり、肌がピチピチになります。

シャキッ ③朝からシャキッと目覚められる

腰回しは、骨盤の開閉運動の周期を正し、自律神経《じりつしんけい》(血管や内臓の働きをコントロールする神経)の乱れを正します。すると朝の目覚めがさわやかになり、1日をシャキッと過ごせるようになります。

イキイキ ④筋力がついて活動的にすごせる

腰回しは、からだの奥の「深層筋《しんそうきん》」を鍛えます。すると、日常的な動作がしやすくなり、毎日活発にすごせるように。きれいな姿勢を保ちやすくなる、基礎代謝《きそたいしゃ》が高まるなどの効果もあります。

ゆったり ⑤リラックス効果が得られる

ゆったり呼吸をしながら腰回しをすると、副交感神経《ふくこうかんしんけい》(「ゆったりのんびりの体調」をつくる神経)の働きが高まります。心身をリラックスさせ、ストレスや疲れをその日のうちに解消できます。いいことづくめの腰回しを、ぜひ今日からはじめてみてください。

※食後1時間や、妊娠中の人、けがをしている人、動作中に痛みを感じる人、心臓病や高血圧など循環器系の病気がある人は、腰回しを控えるようにしてください。

基本の腰回し

ウォーミングアップと基本の腰回し

1日5分のエクササイズで全身が美しく整えられる

✿ からだをほぐしたら、基本の腰回しで骨盤調整

それでは、基本の腰回しに入りましょう。腰回しはとても簡単で、すぐにできるエクササイズですが、まずは正しい姿勢で立つことが大切です。正しい立ち方を心がけるだけで、全身の筋肉が効率よく動かされるようになり、エクササイズの効果をアップできるのです。立ち方をマスターしたら、骨盤を左右前後に動かして、腰まわりをほぐしましょう。背骨や脚のつけ根、ひざなどもほぐれたら、いよいよ腰回しに入ります。

基本の腰回しは２パターン。円をえがくように腰を回すものと、波の動きのように腰をスイングさせるものです。１日に何セット行なってもかまいませんが、目安は１日５分。毎日どちらか１パターンの腰回しを行なうだけでもＯＫです。

まずは基本の立ち方をチェック

ウォーミングアップ 1

正しい立ち方を身につけ、腰回しの効果を高める

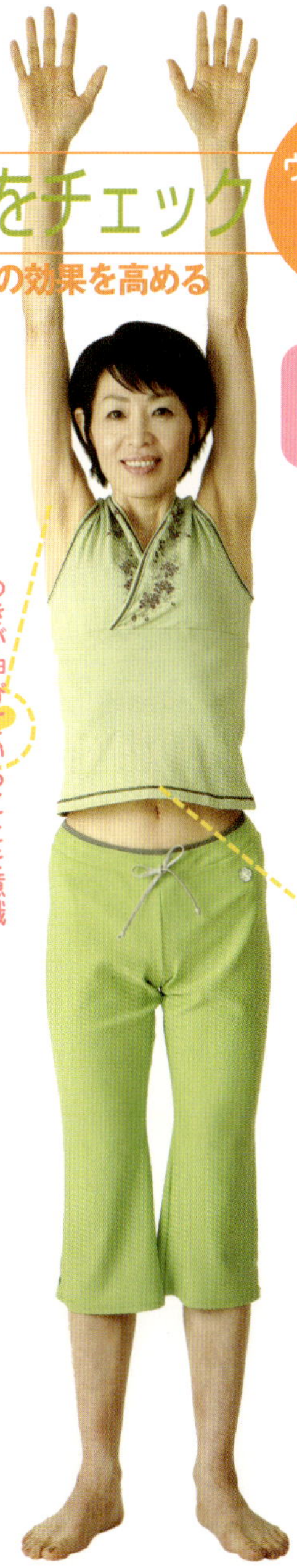
腕を上げる
わきが伸びていることを意識
からだによけいな力が入っていない状態をキープ!

1

①足を肩幅に開いて立ち、全身で伸びをするように、両腕をまっすぐ上げる。手のひらは前へ向けて。
②腕を上げたまま、7～10秒数える。
③からだの真横を通るようにゆっくりと腕を下ろす。

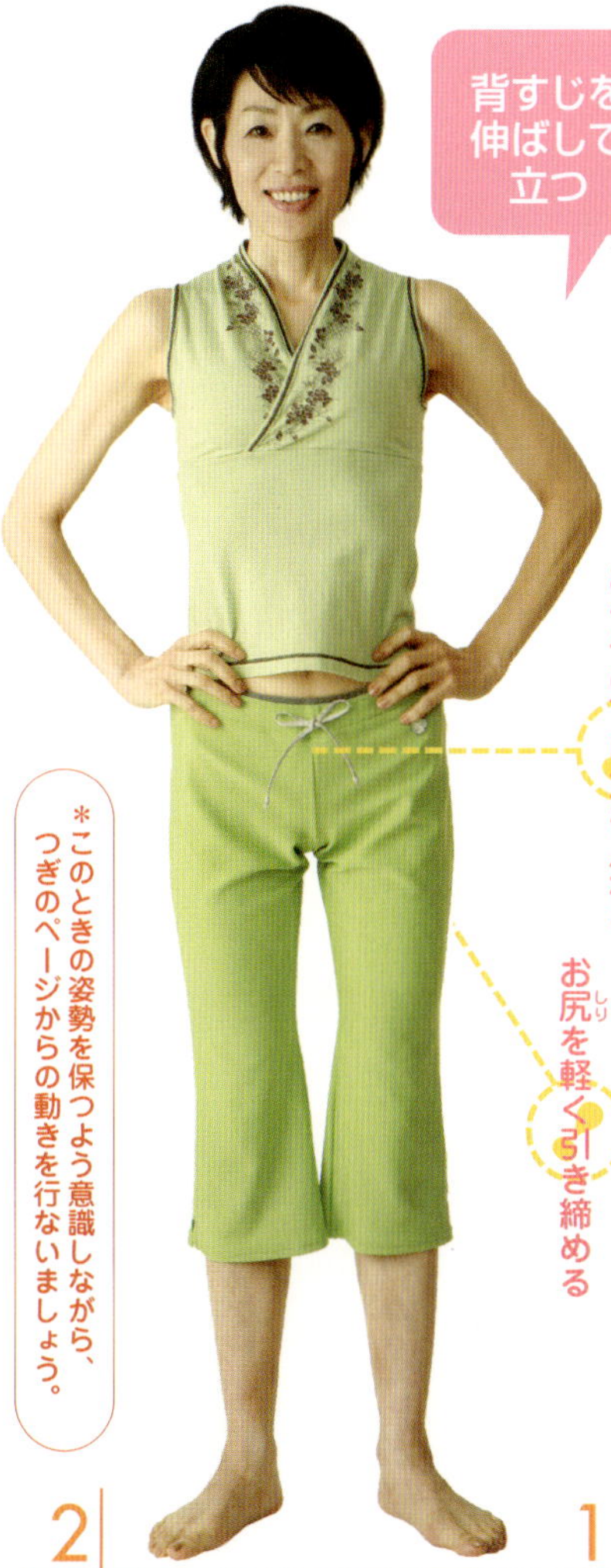
背すじを伸ばして立つ
おへその下に力を入れる
お尻《しり》を軽く引き締める

＊このときの姿勢を保つよう意識しながら、つぎのページからの動きを行ないましょう。

2

①足を肩幅に開き、背すじを伸ばして立つ。天井から頭をつられているような感じで。
②軽く胸をはり、肩を落として両手を腰にあてる。

ウォーミングアップ 2

左右に腰を動かす

骨盤の左右のゆがみを調整して腰まわりをほぐす

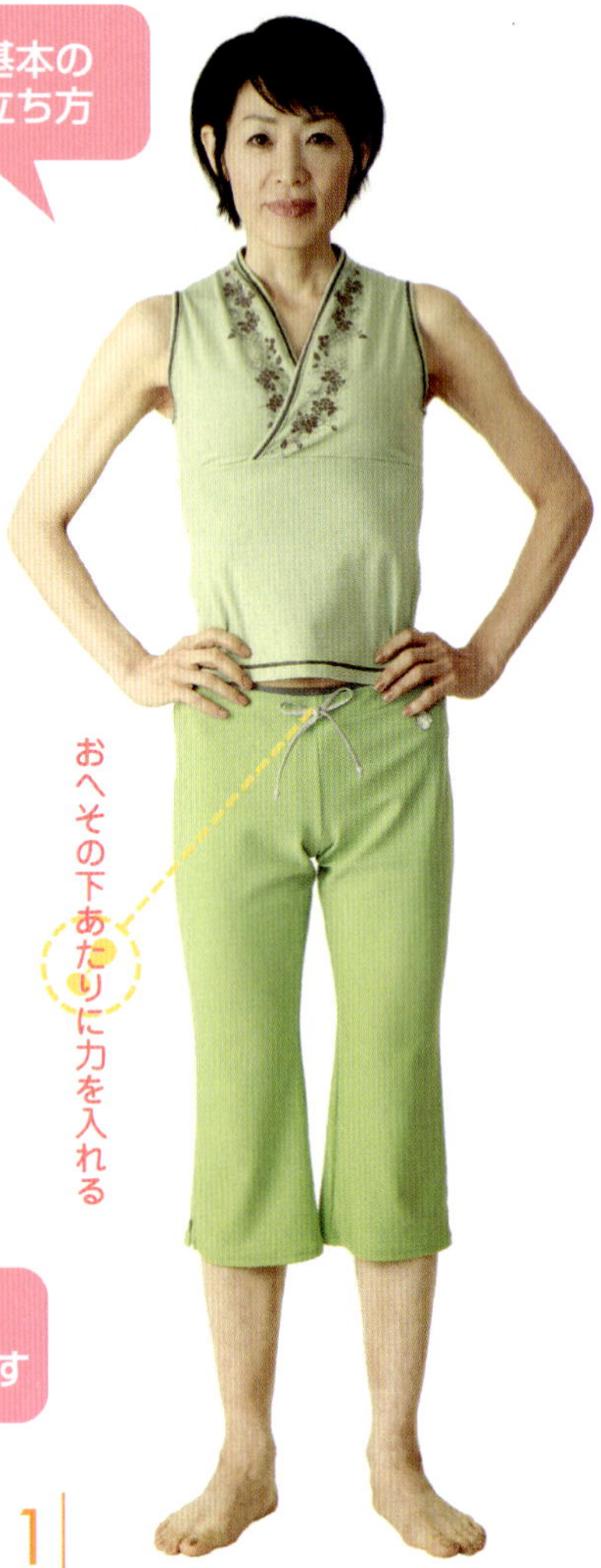
基本の立ち方
おへその下あたりに力を入れる

1

①21ページの「基本の立ち方」で立つ。

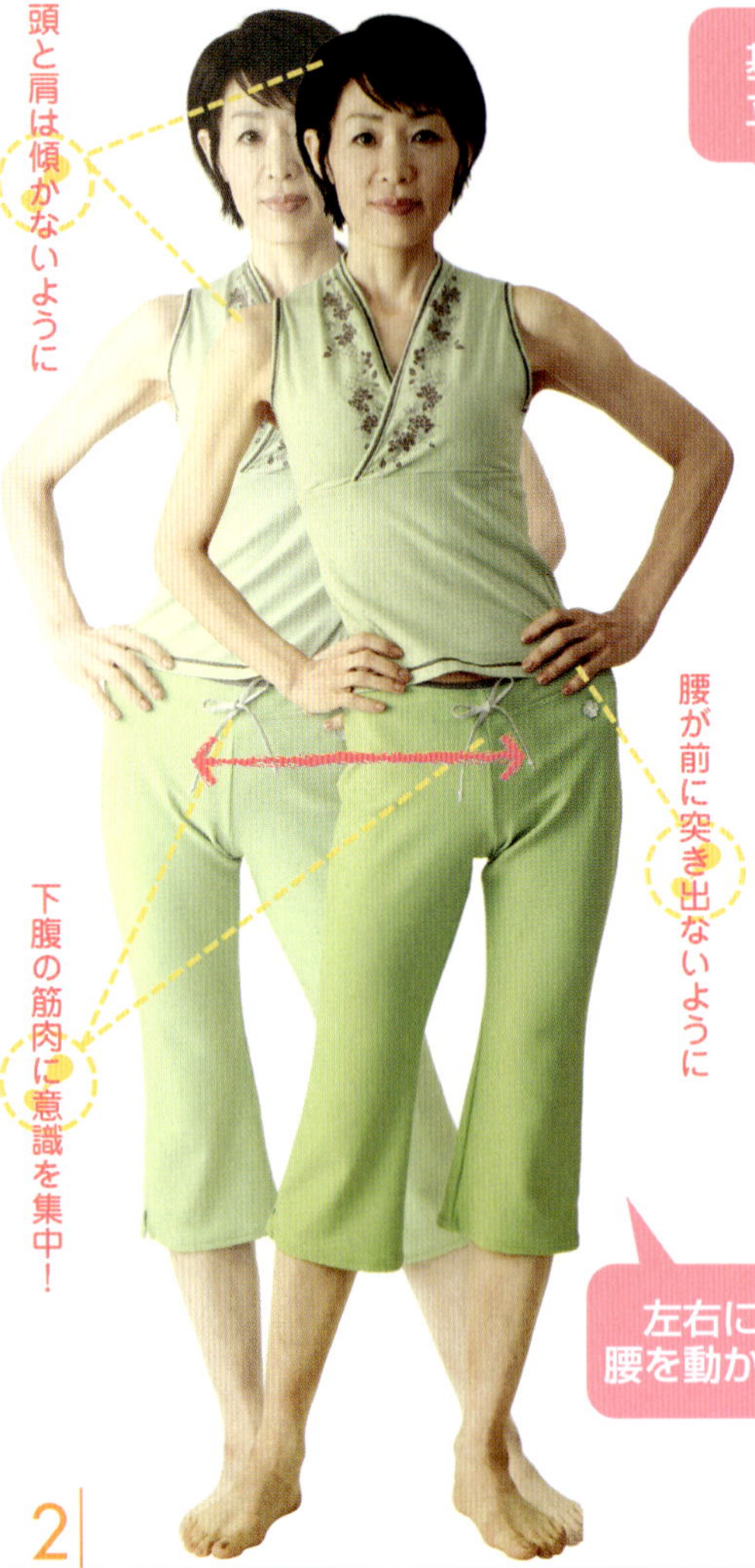
頭と肩は傾かないように
腰が前に突き出ないように
下腹の筋肉に意識を集中！
左右に腰を動かす

2

①腰に手をあてて、ゆっくりと腰を左右にスライドさせる。横へ腰を突き出すように。
②ゆっくりとしたリズムで、10往復ほど行なう。

前後に腰を動かす

ウォーミングアップ 3

骨盤の前後のずれを整えて下腹を引き締める

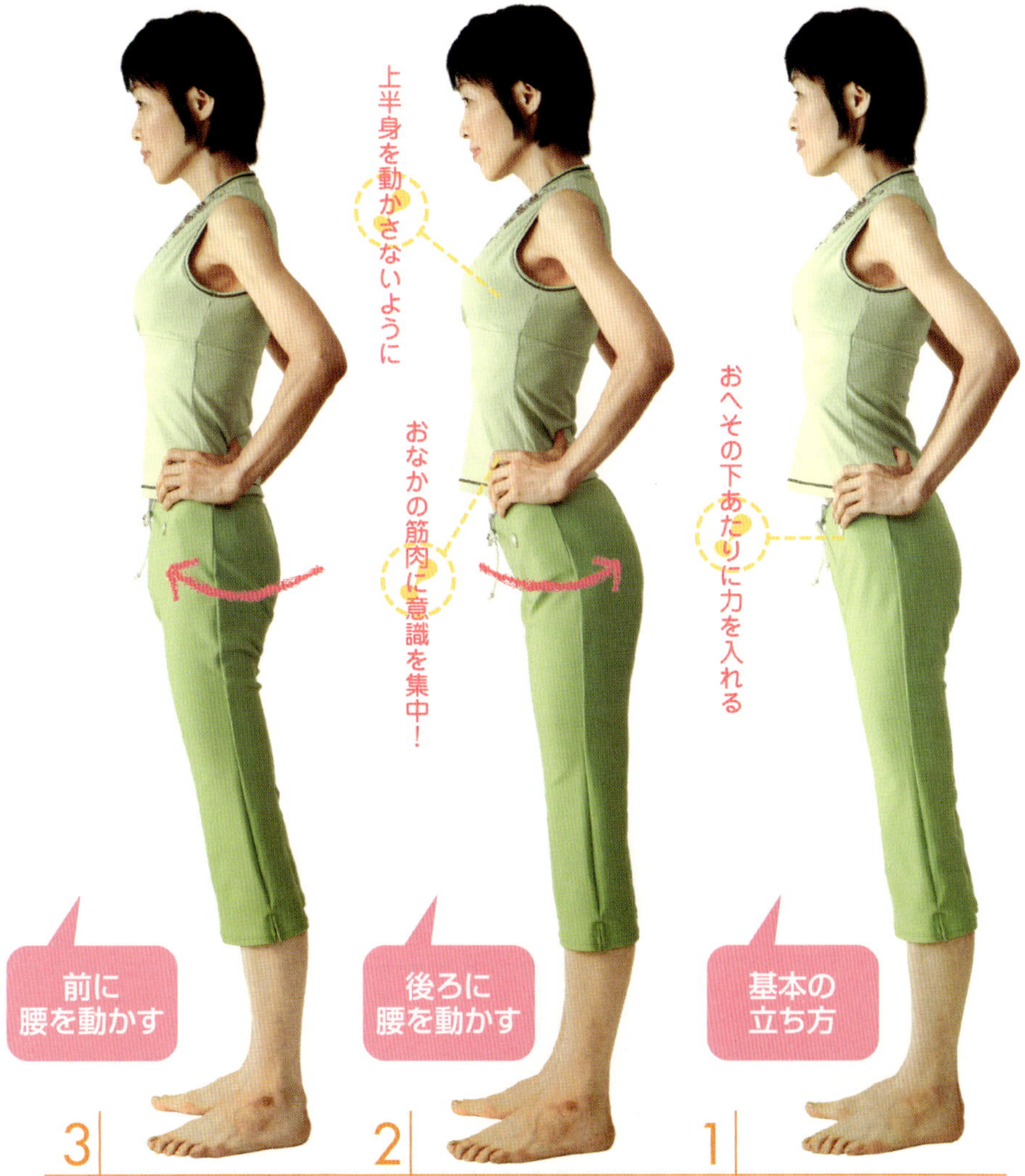
上半身を動かさないように
おなかの筋肉に意識を集中!
おへその下あたりに力を入れる
前に腰を動かす
後ろに腰を動かす
基本の立ち方

1

①21ページの「基本の立ち方」で立つ。

2

①腰に手をあてて、腰を後ろに動かす。お尻を反りすぎないように。

3

①お尻を軽く締めながら、腰を前に動かす。前後の動きを、ゆっくり10往復ほど行なう。

基本の腰回し1（円をえがく）

基本
1

骨盤のゆがみを整え、内臓の働きを高める

おへその下あたりに力を入れる
基本の立ち方

1

①21ページの「基本の立ち方」で立つ。
②脚のつけ根とひざの力をぬく。

頭と肩の力はぬき、動かさないように
回しやすい方向からていねいに行なう。慣れてきたら回しにくい方向も同様に
早く回さず、ゆったりとしたリズムで
腰を回していく

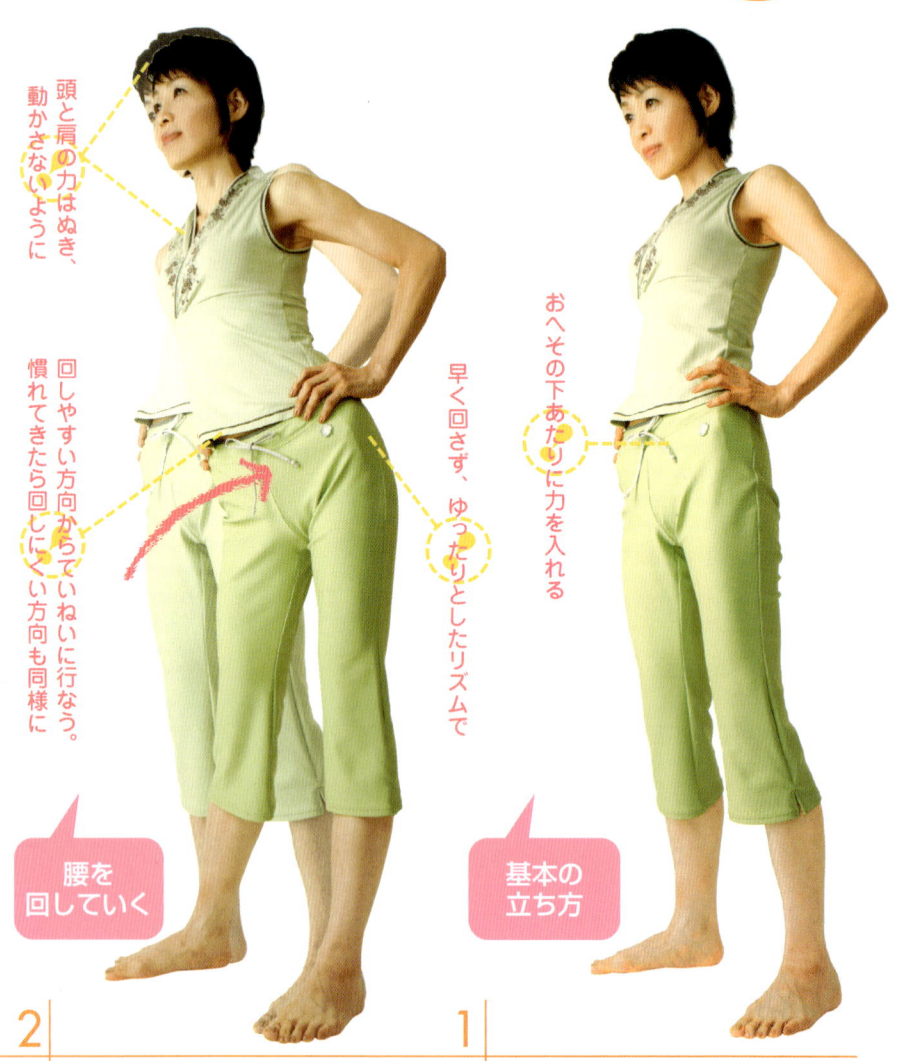

2

①ゆっくりと腰を回していく。
②軽くお尻を突き出すようにして後ろへ回す。お尻を反りすぎないように。

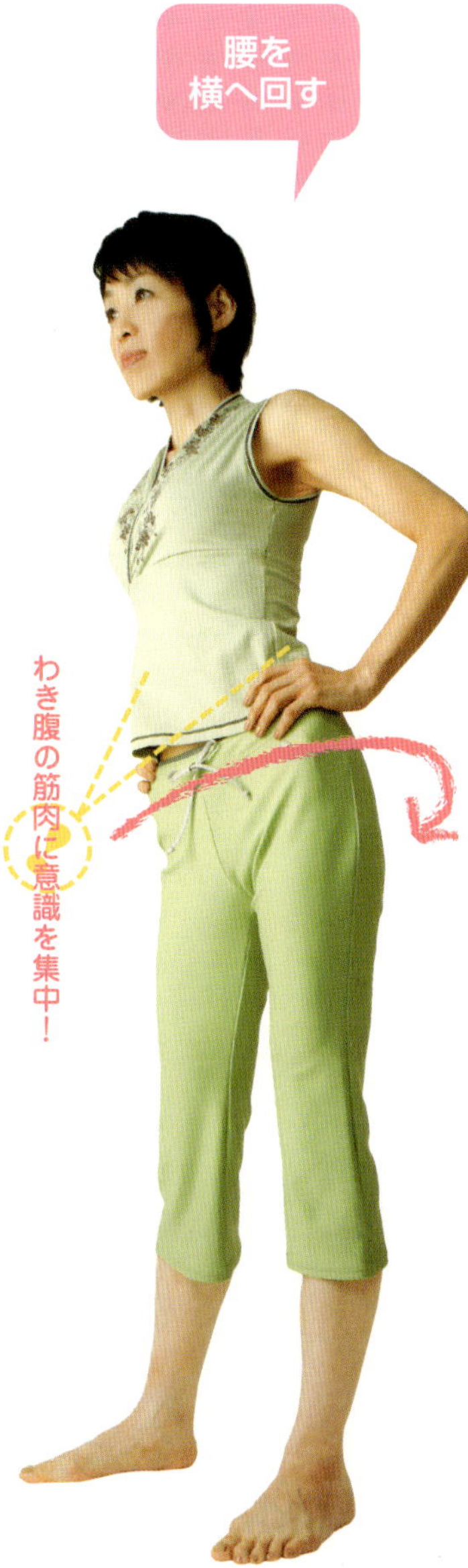
腰を
横へ回す
わき腹の筋肉に意識を集中！

3

①腰でできるだけ大きな円をえがくようにして、腰を横のほうへ回していく。

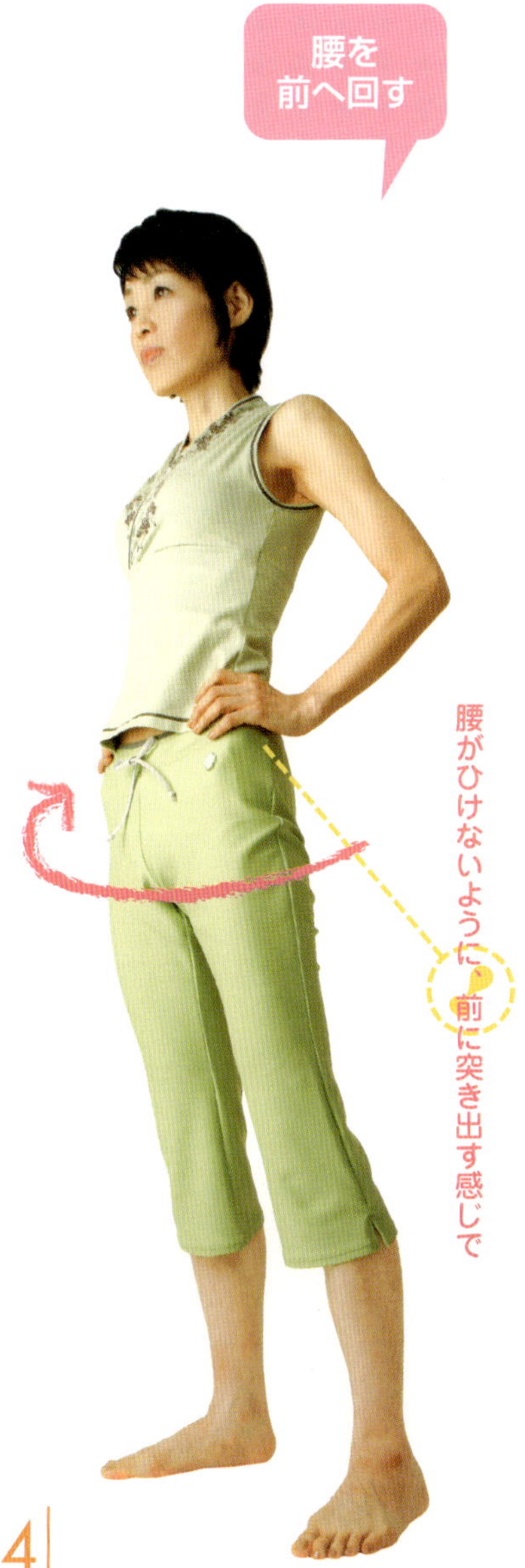
腰を
前へ回す
腰がひけないように、前に突き出す感じで

4

①腰を前のほうへ回す。
②腰を再び横のほうに回していき、2～4をスムーズに行なう。右方向、左方向に各10回ほど行なう。

基本の腰回し2（腰をスイングさせる）

基本
2

骨盤の動きをなめらかにし、くびれをよみがえらせる

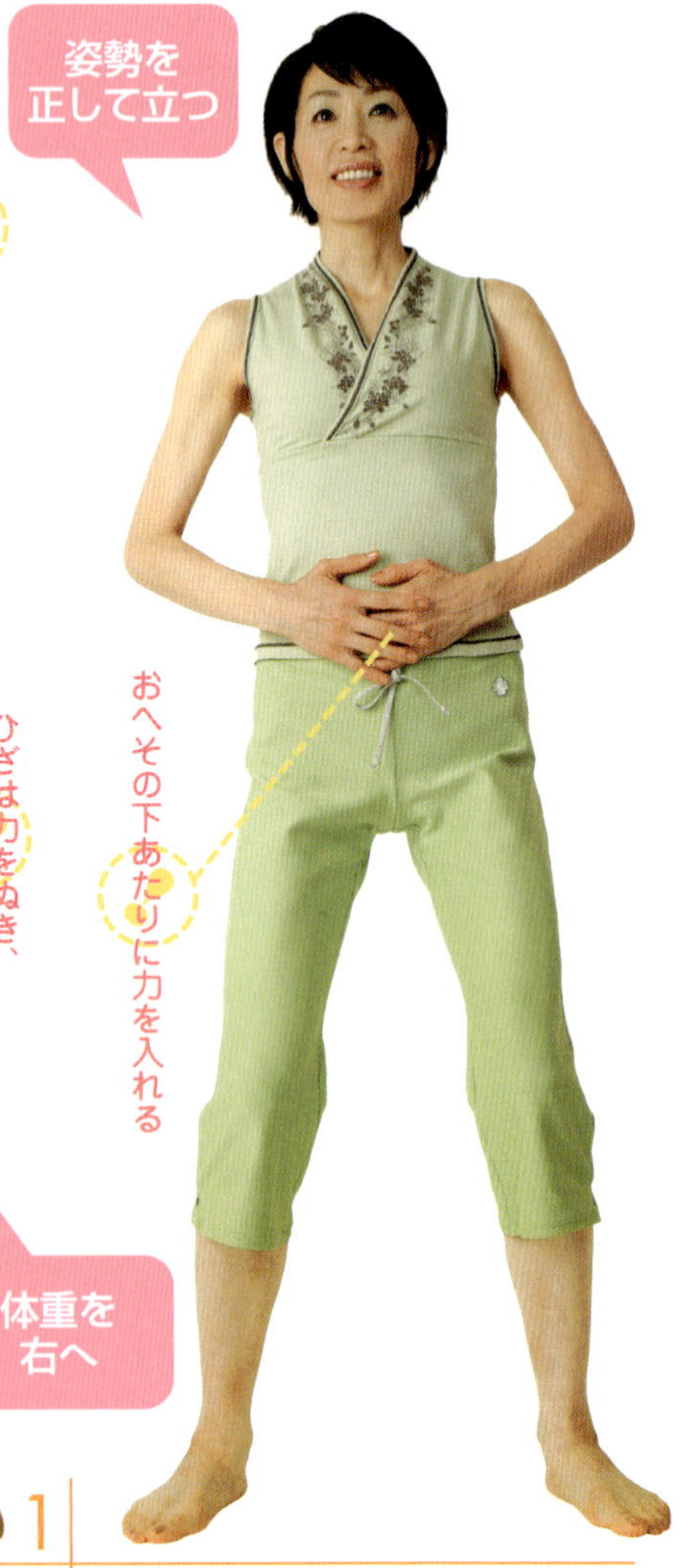
姿勢を
正して立つ
おへその下あたりに力を入れる

1

①姿勢を正して、足を肩幅に開き、両手をおなかにあてて立つ。
②脚のつけ根とひざの力をぬく。

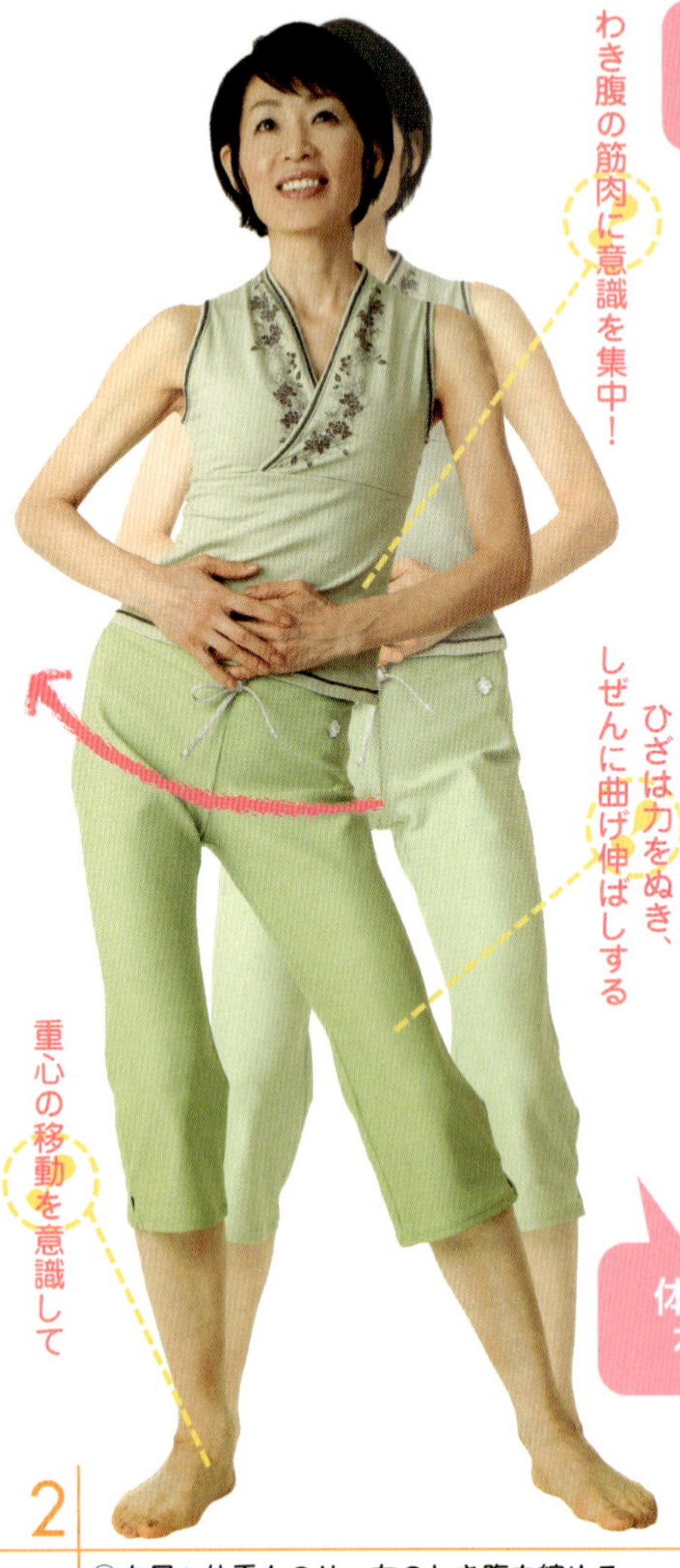
わき腹の筋肉に意識を集中！
ひざは力をぬき、
しぜんに曲げ伸ばしする
重心の移動を意識して
体重を
右へ

2

①右足へ体重をのせ、右のわき腹を縮めるようにする。腰をゆりかごのようにかたむけるイメージでスイングさせる。

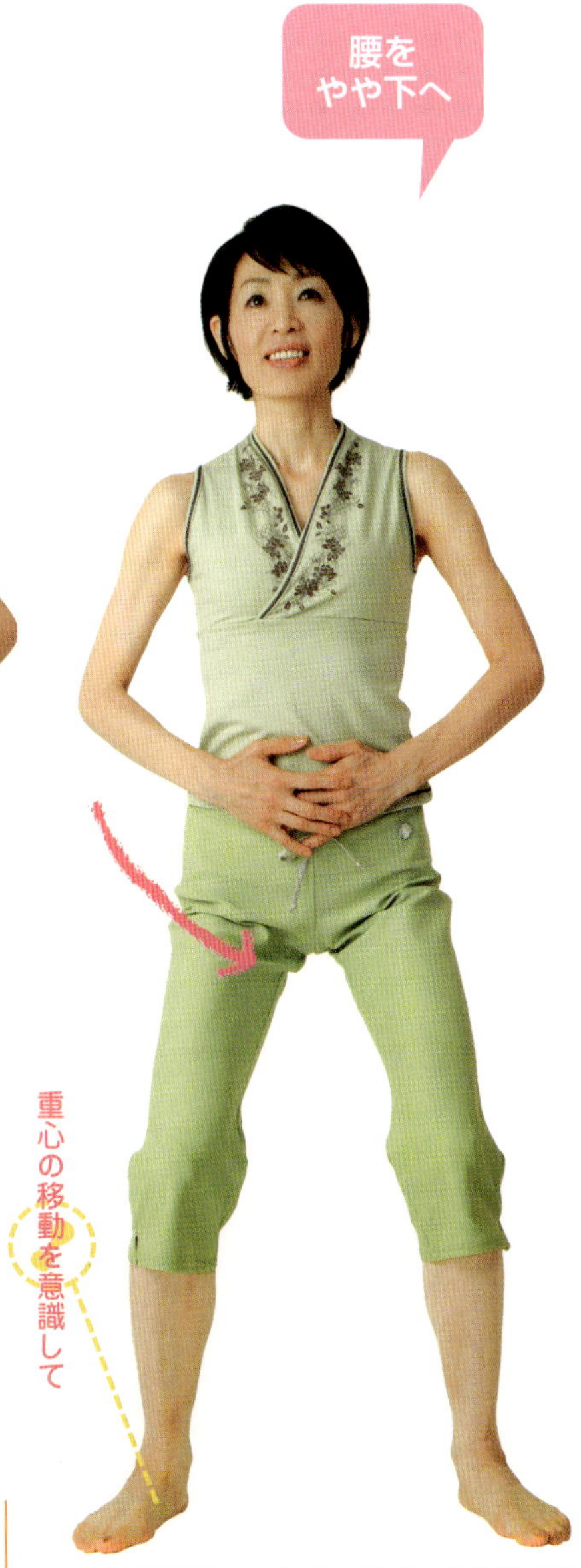
腰を
やや下へ
重心の移動を意識して

3

①腰をやや下ろし、体重を右から左にうつしていく。

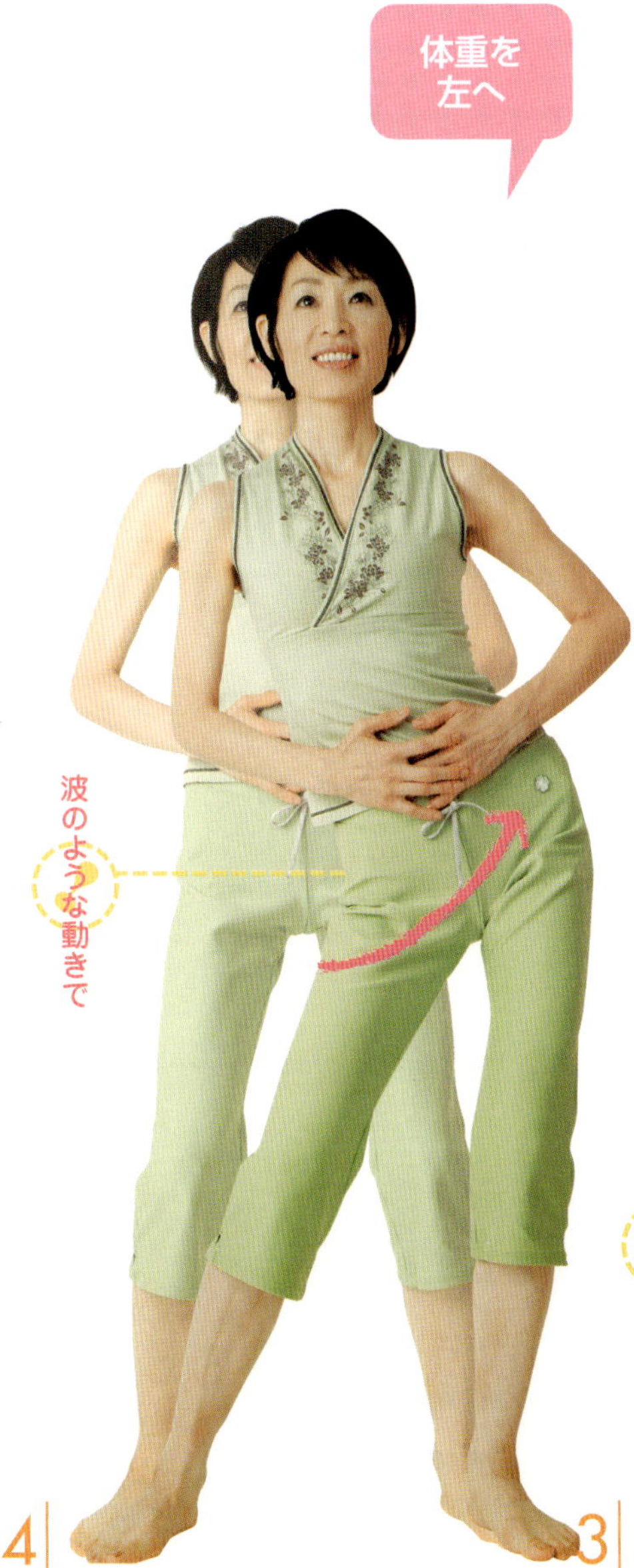
体重を
左へ
波のような動きで

4

①体重を左へのせる。2～4の動きをスムーズにくりかえす。リズミカルに、10往復ほど行なう。

骨盤と下半身のゆがみを整える

骨盤を支える股関節を調整し、ひざと足首のゆがみも正す

✽ 血行をよくして腰痛、生理痛にも効果あり

ここでは、寝て行なうエクササイズを紹介します。あお向けに寝て、からだの力をぬいた状態で行ないましょう。

まずは足首をほぐして、末梢《まっしょう》血管《けっかん》の血行を促しましょう。つぎに、股関節《こかんせつ》を回して下半身の血行をよくします。最後に脊椎《せきつい》や骨盤を調整すると、腰痛や生理痛にも効果があります。

29ページから32ページまでの動きを、一連のエクササイズとして行なうと、骨盤、股関節、ひざ、足首のゆがみが一度に改善できます。

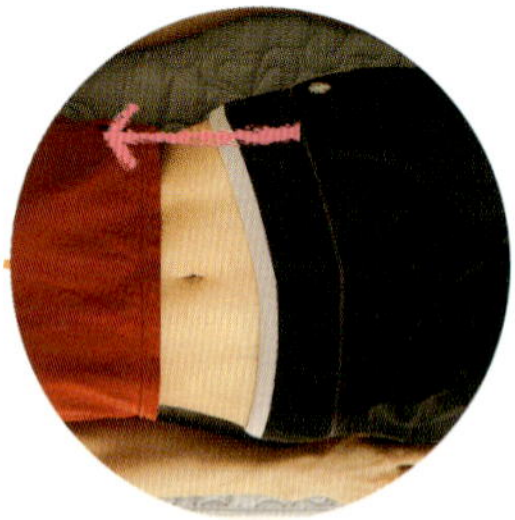

左の足首を曲げるときは、左の骨盤もいっしょに上がる。

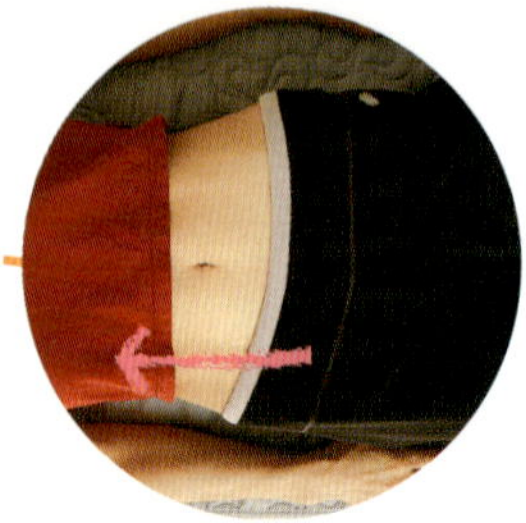

右の足首を曲げるときは、右の骨盤もいっしょに上がる。

足首をほぐす

足首

足首、骨盤の左右のゆがみを整える

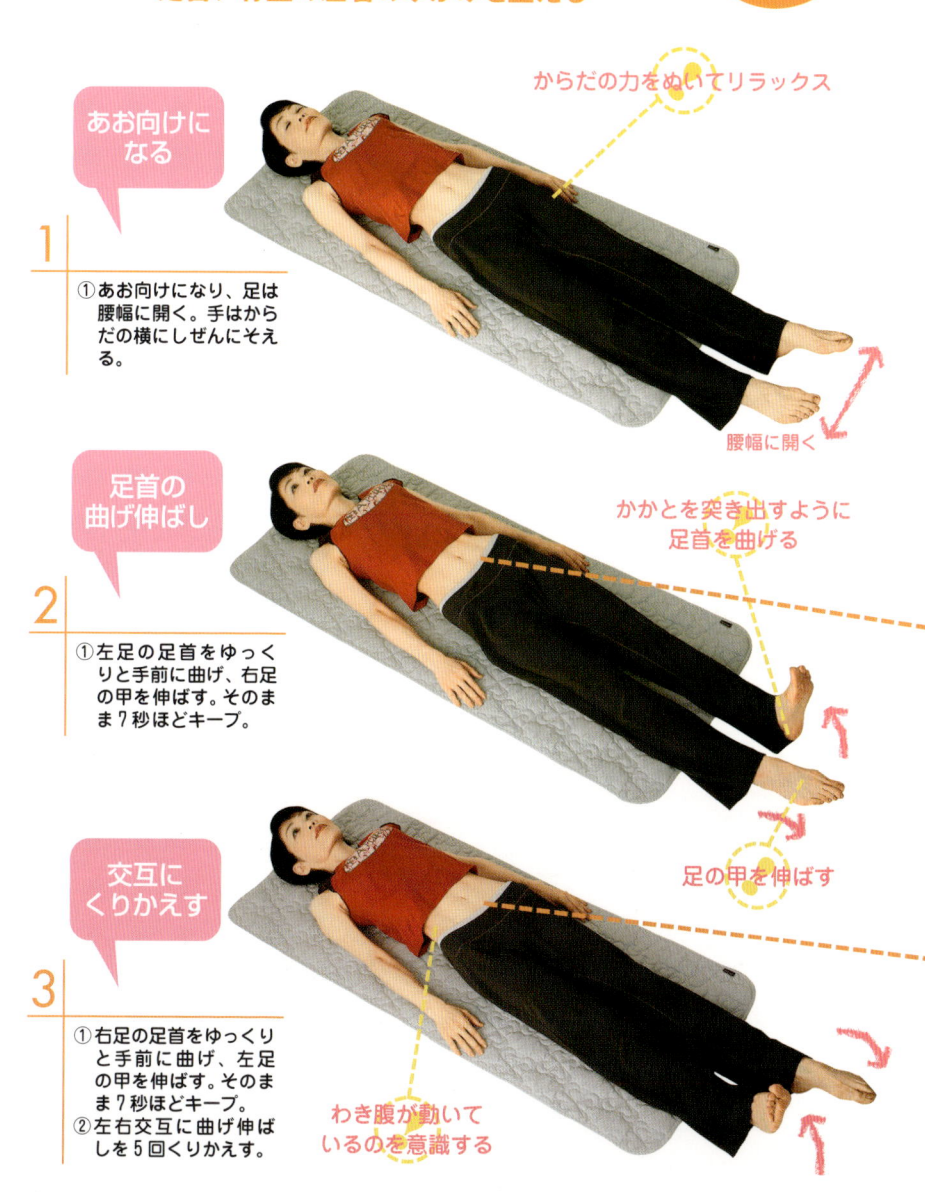

あお向けになる

1

①あお向けになり、足は腰幅に開く。手はからだの横にしぜんにそえる。

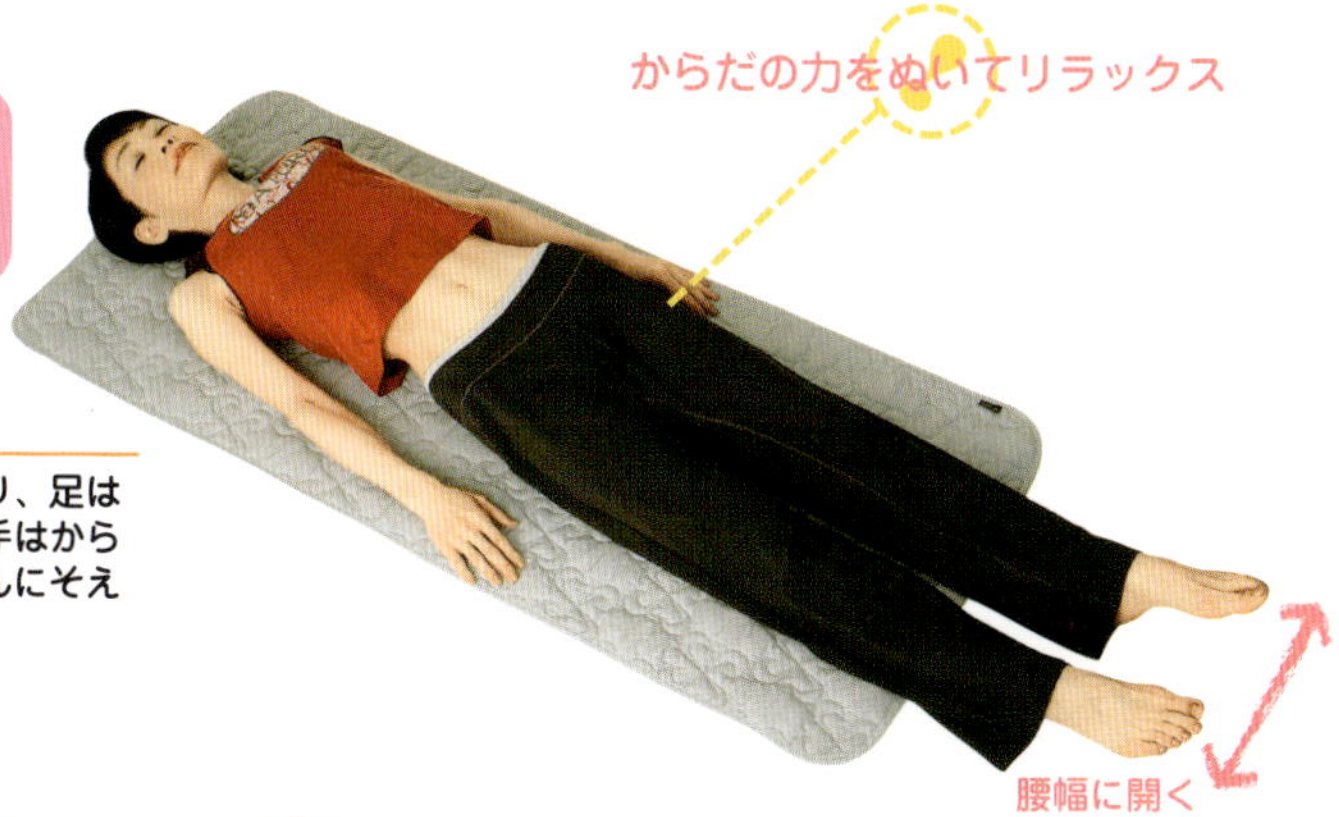
からだの力をぬいてリラックス
腰幅に開く

足首の曲げ伸ばし

2

①左足の足首をゆっくりと手前に曲げ、右足の甲を伸ばす。そのまま7秒ほどキープ。

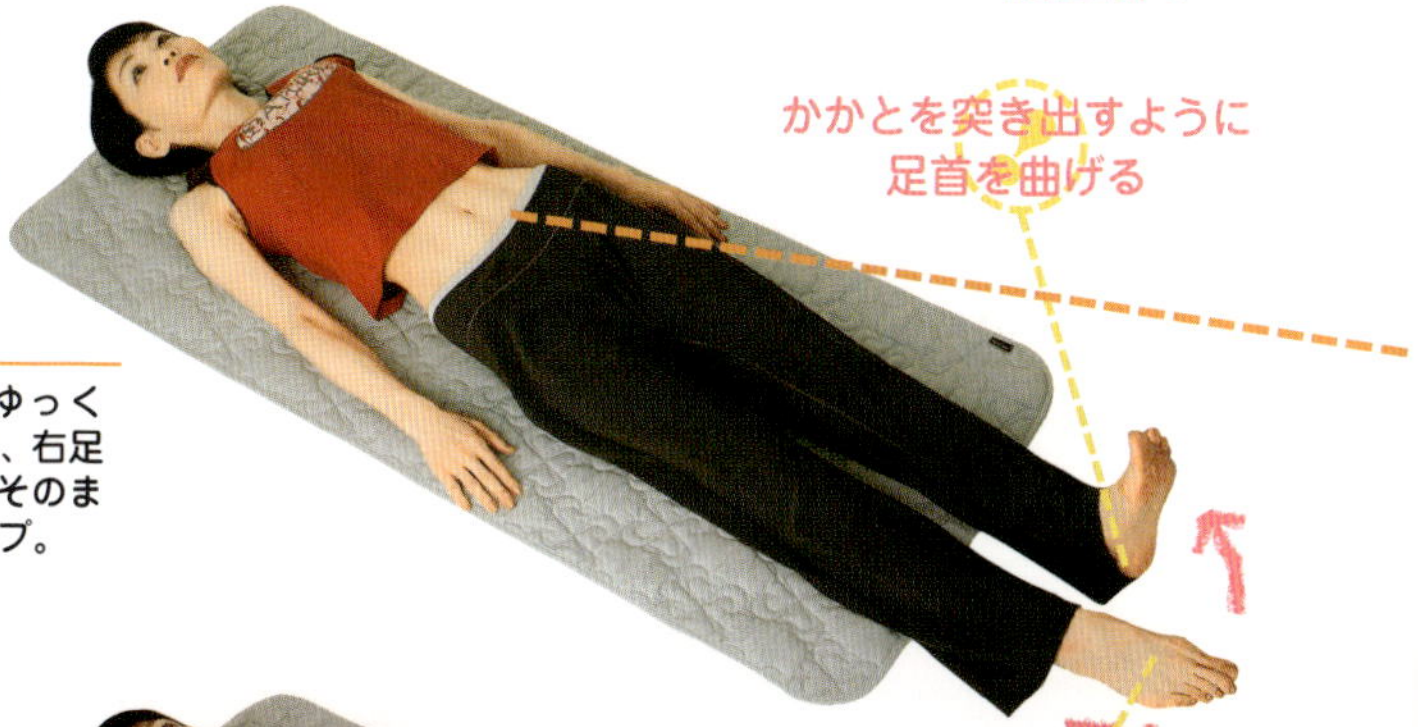
かかとを突き出すように
足首を曲げる
足の甲を伸ばす

交互にくりかえす

3

①右足の足首をゆっくりと手前に曲げ、左足の甲を伸ばす。そのまま7秒ほどキープ。
②左右交互に曲げ伸ばしを5回くりかえす。

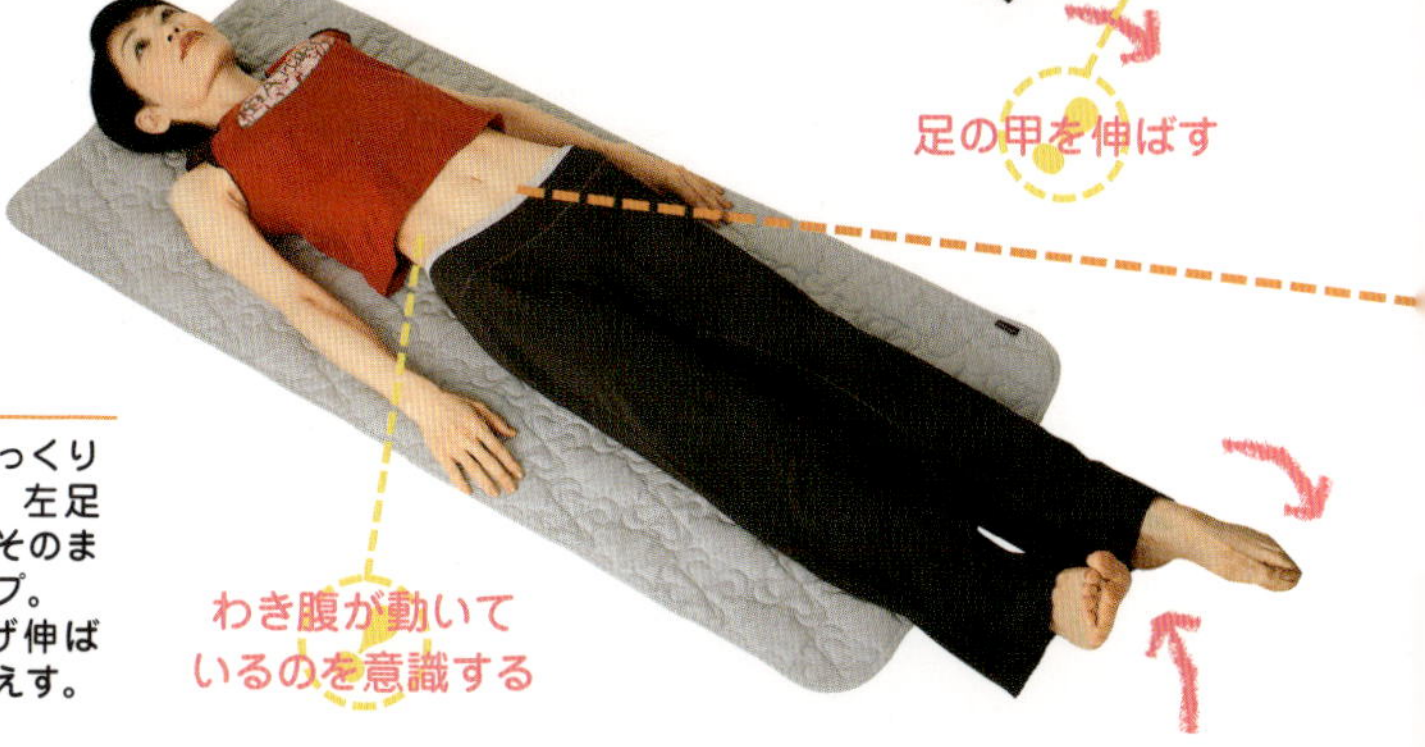
わき腹が動いて
いるのを意識する

股関節をほぐす

股関節

股関節をゆるめ、リンパも刺激する

あお向けに
なる

1

①あお向けになり、両手はからだから少し離して、からだの力をぬいてリラックスする。

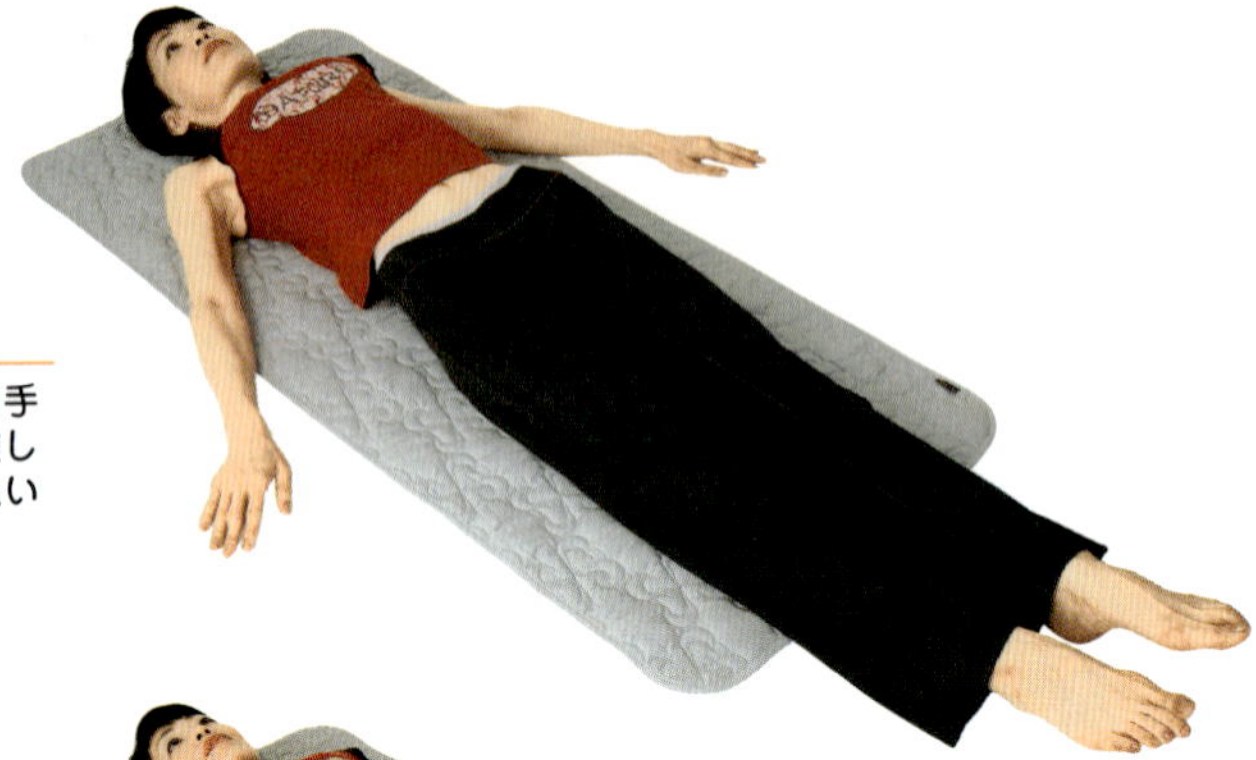

外回りに
脚を回す

2

①股関節を軸にして、外側から大きく円をえがくようにして、ひざを胸のほうへ引きよせていく。手はひざの上に添える。

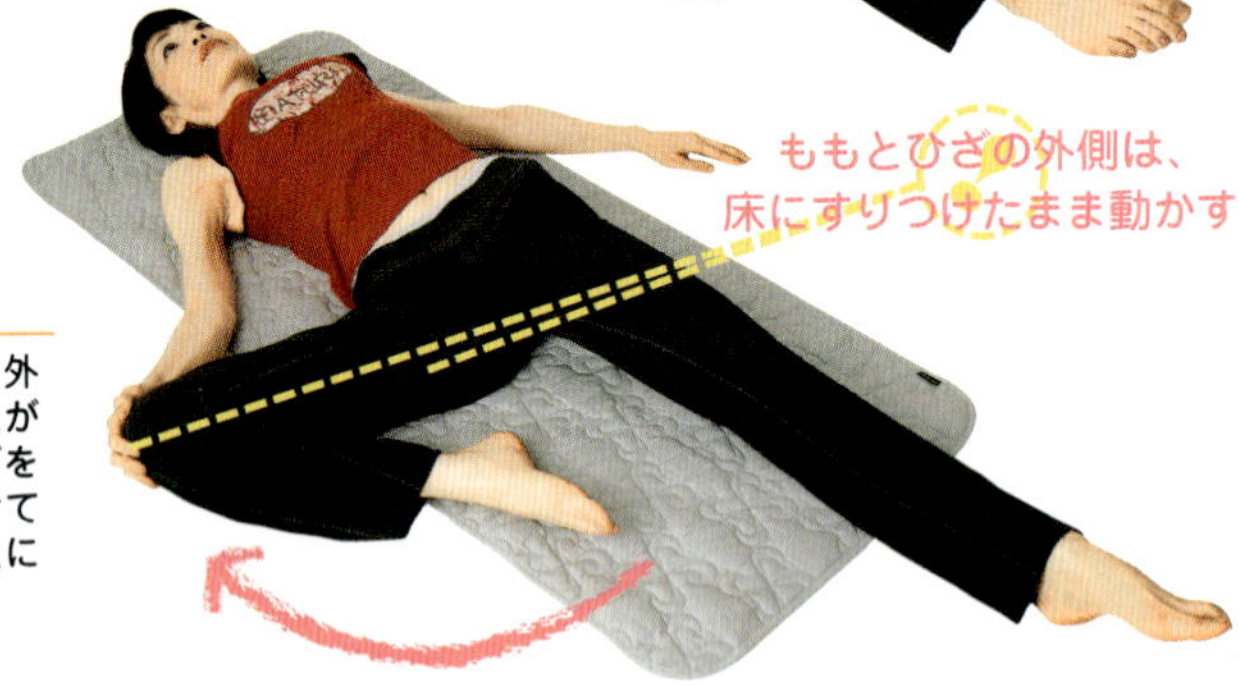

ももとひざの外側は、
床にすりつけたまま動かす

ひざを
引きよせる

3

①回した脚のひざを、片手で胸に引きよせて、息を吐きながら5秒ほどキープ。
②脚をゆっくり伸ばして、1のポーズにもどる。
1～3を2～3回ほど行なう。反対の脚も同様に。

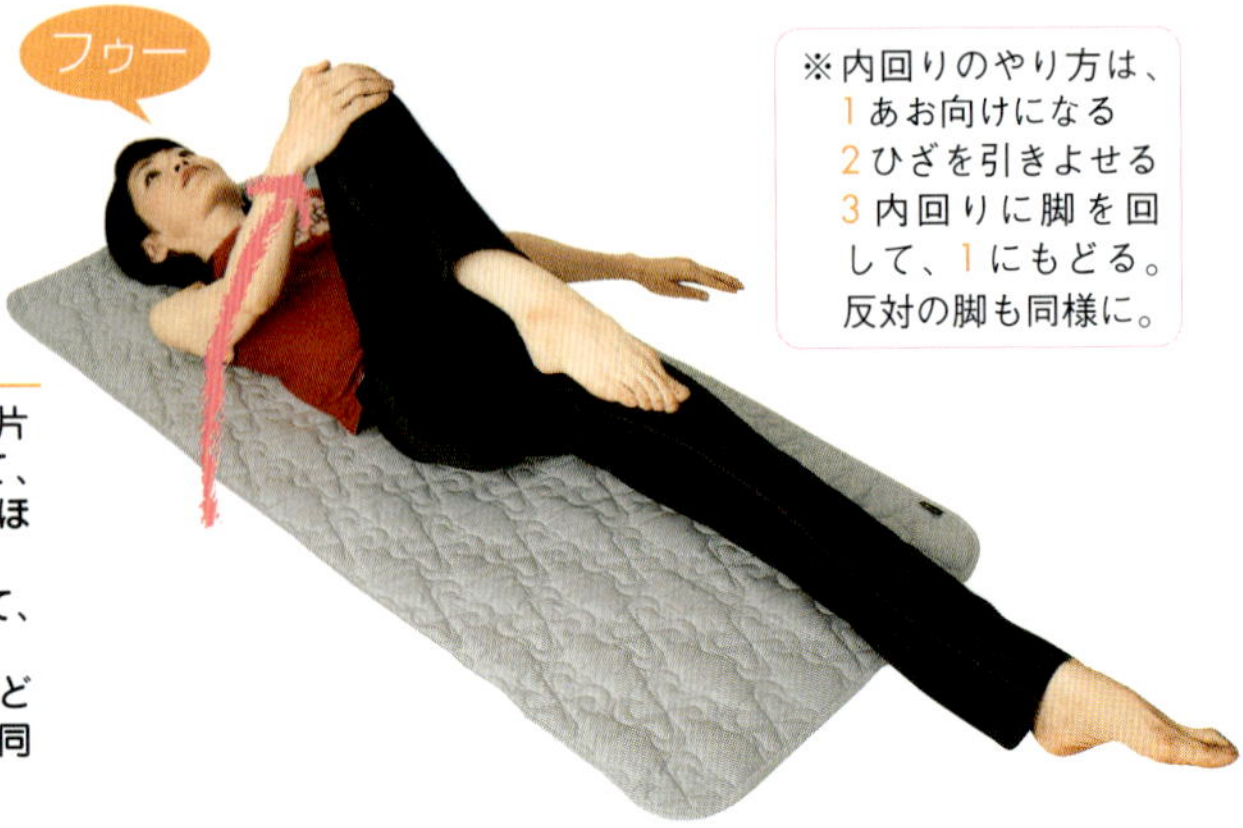

フゥー

※内回りのやり方は、
1あお向けになる
2ひざを引きよせる
3内回りに脚を回して、1にもどる。
反対の脚も同様に。

股関節・骨盤・脊椎をほぐす

股関節
骨盤・脊椎

全身のゆがみを正し、わき腹をシェイプ

ひざを曲げる

1

①あお向けになり、両手はからだから少し離して、両脚のひざをそろえて立てる。

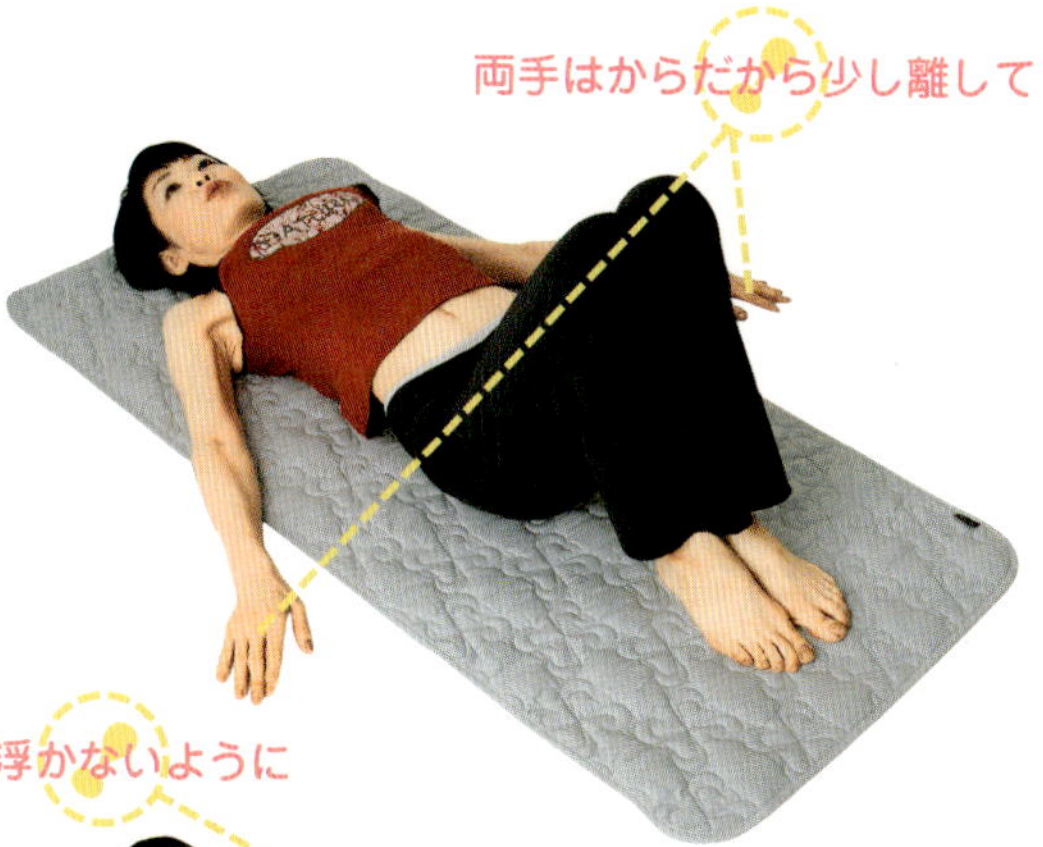
両手はからだから少し離して

脚を左右に倒す

2

①腰を軸にして、両ひざを左右交互に倒す。ゆっくりとしたリズムで、5往復ほど行なう。

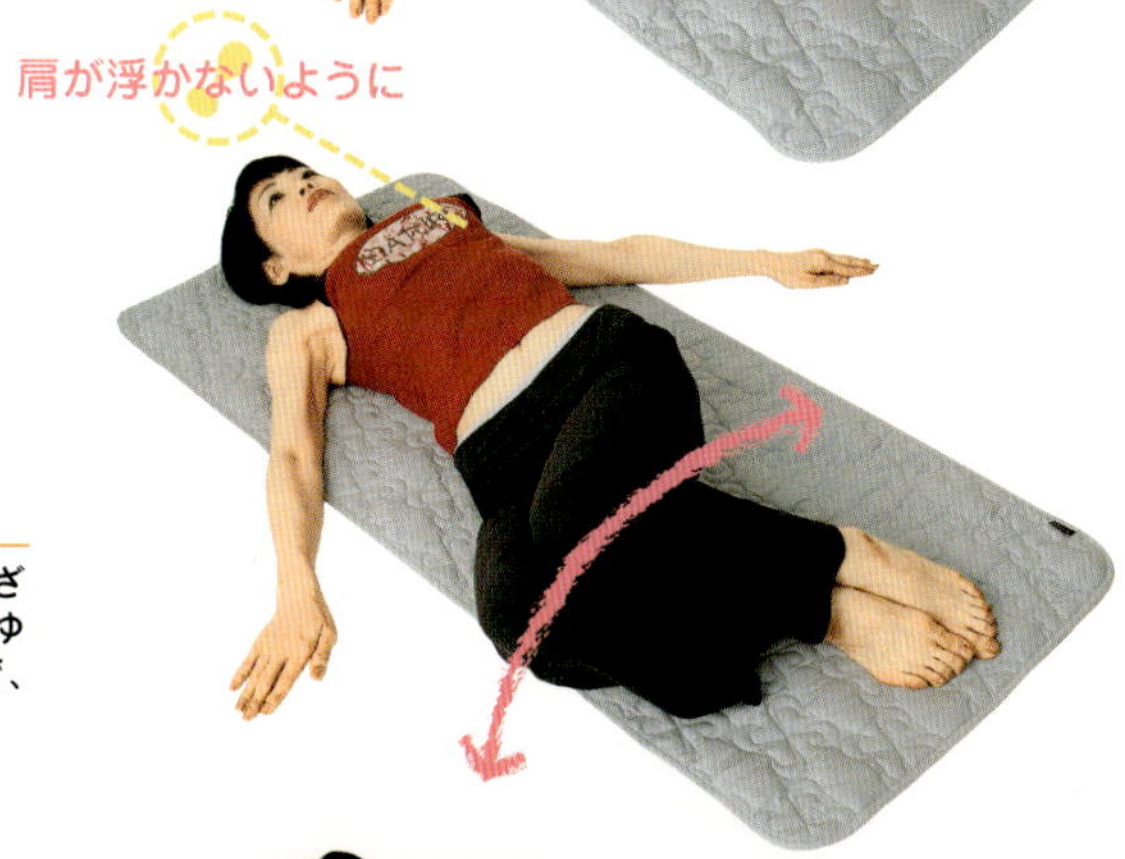
肩が浮かないように

腰を左右にひねる

3

①腰を深く左右にひねる。顔はひざと反対のほうに向ける。反動をつけないように、ゆっくりとしたリズムで、5往復ほど行なう。

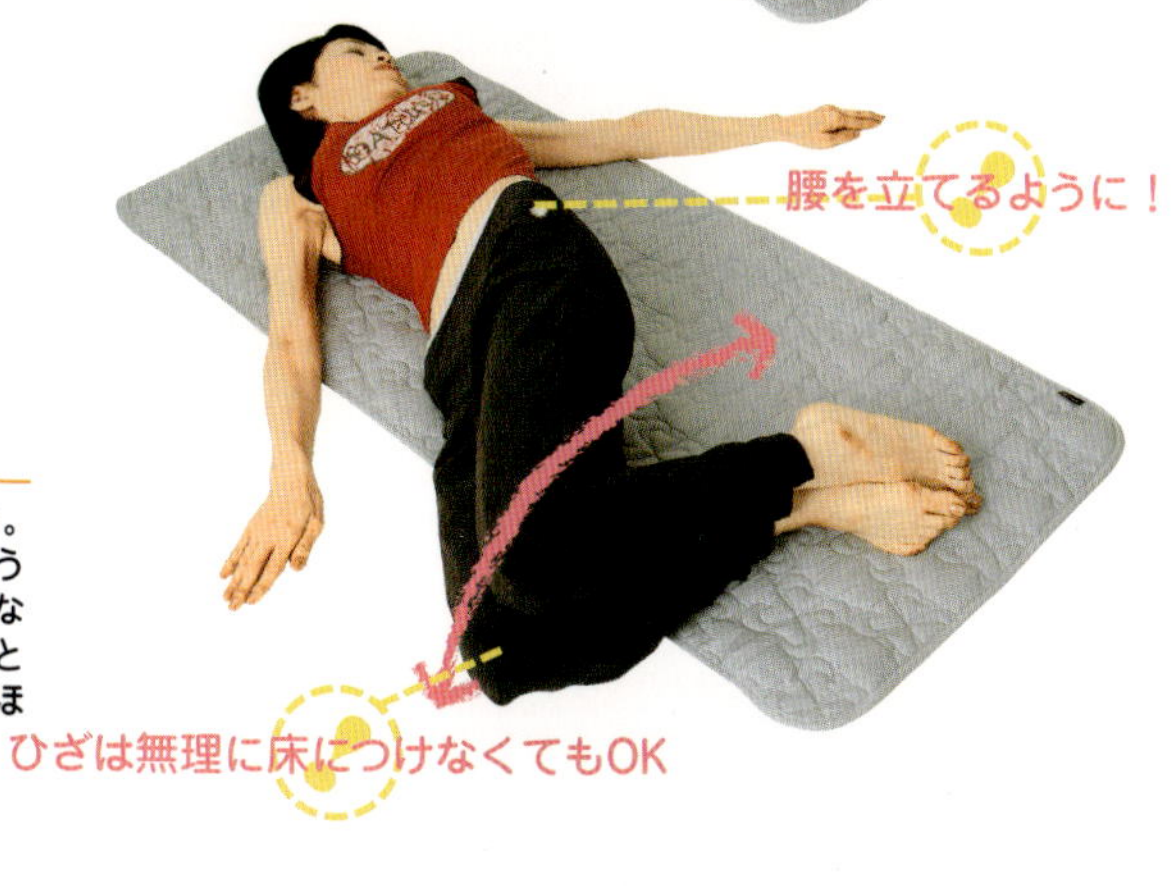
腰を立てるように！
ひざは無理に床につけなくてもOK

骨盤を調整する

骨盤

便秘・腰痛・生理痛・生理不順にも効果あり

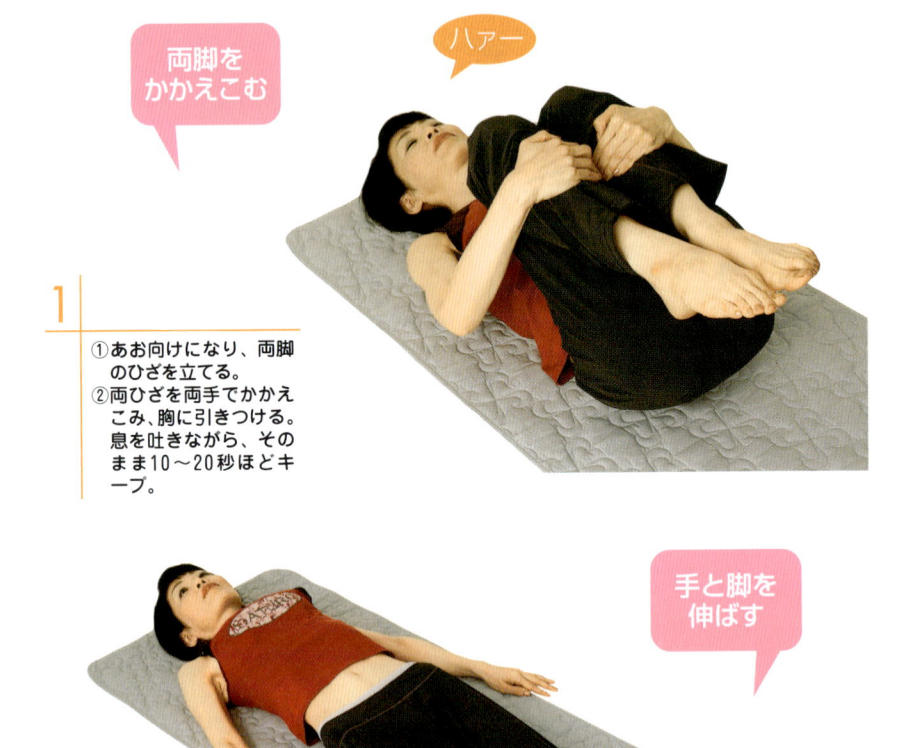

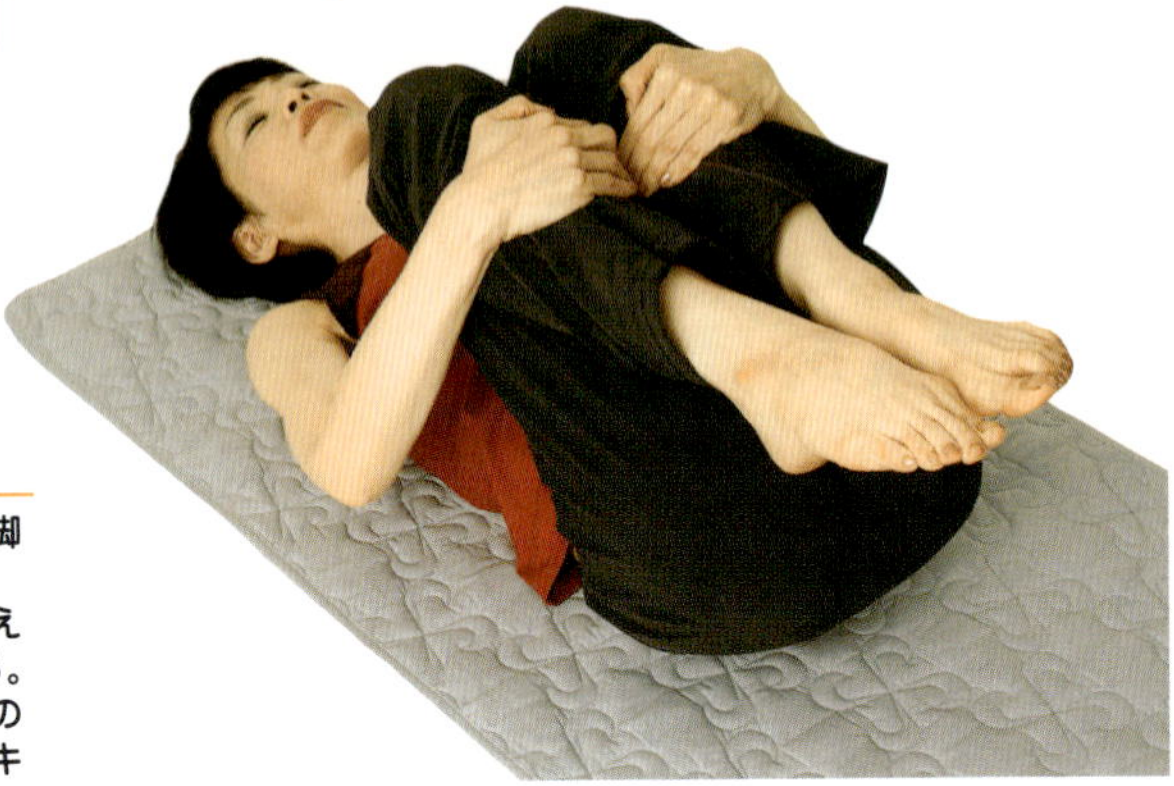

1

①あお向けになり、両脚のひざを立てる。
②両ひざを両手でかかえこみ、胸に引きつける。息を吐きながら、そのまま10～20秒ほどキープ。

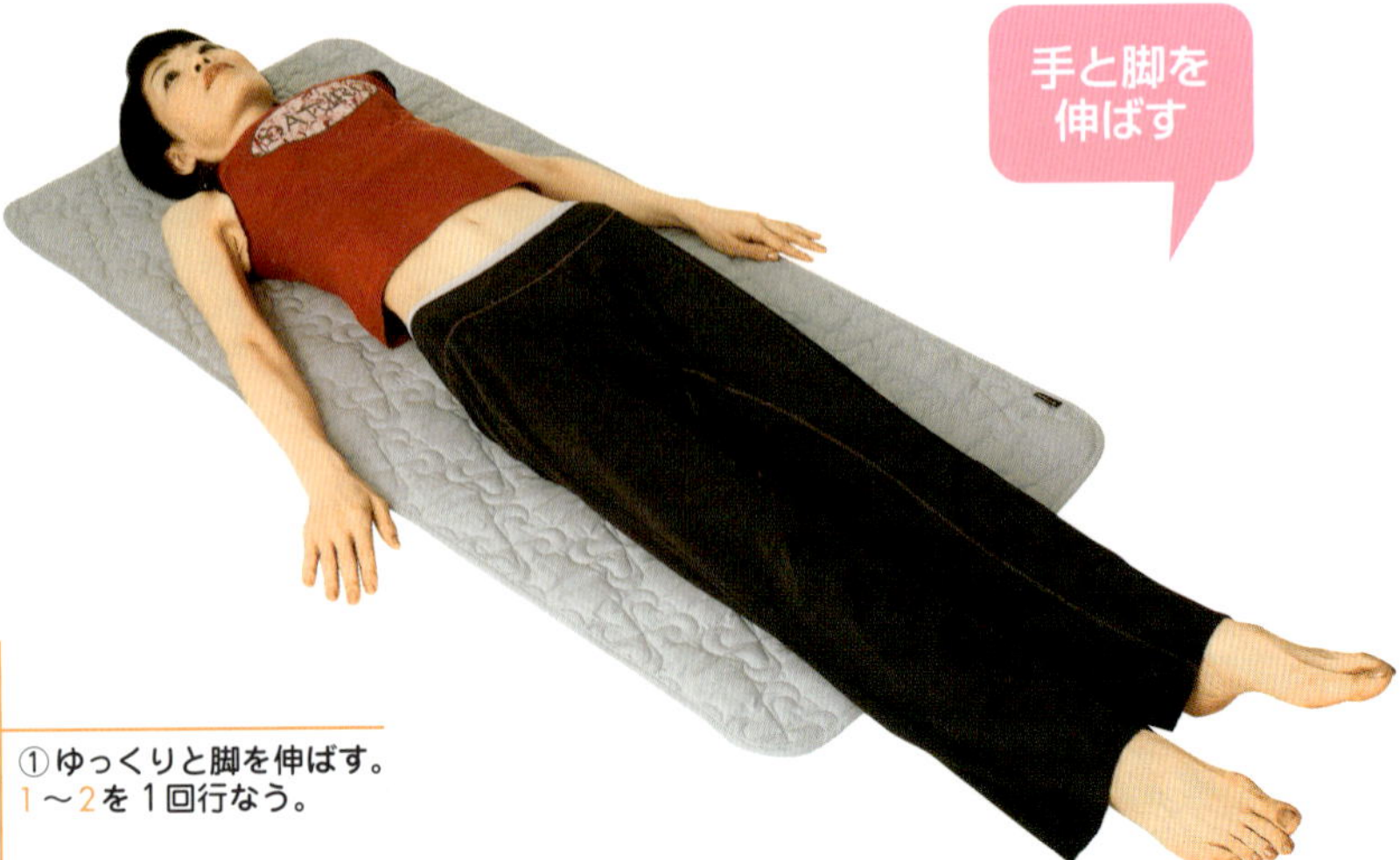

2

①ゆっくりと脚を伸ばす。
1～2を1回行なう。

※寝て行なうエクササイズの仕上げには、かならずこのポーズ（1～2）をしてください。
78～79ページのエクササイズ（脚全体のエクササイズ）の最後にも行なってください。

解説：寺田壮治（寺田クリニック副院長）

医師がタイコ判！
腰回しでウエストがくびれる！

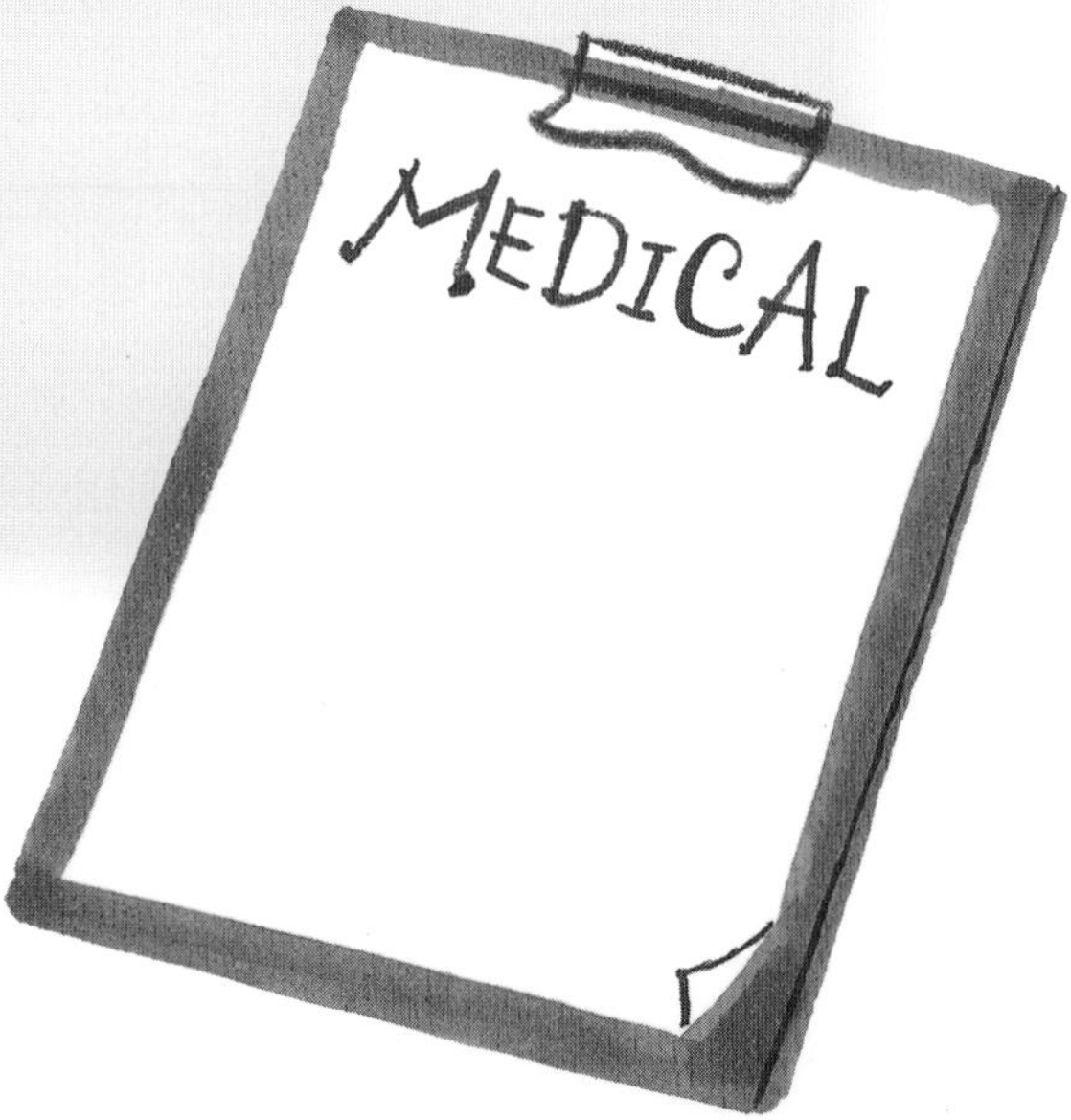

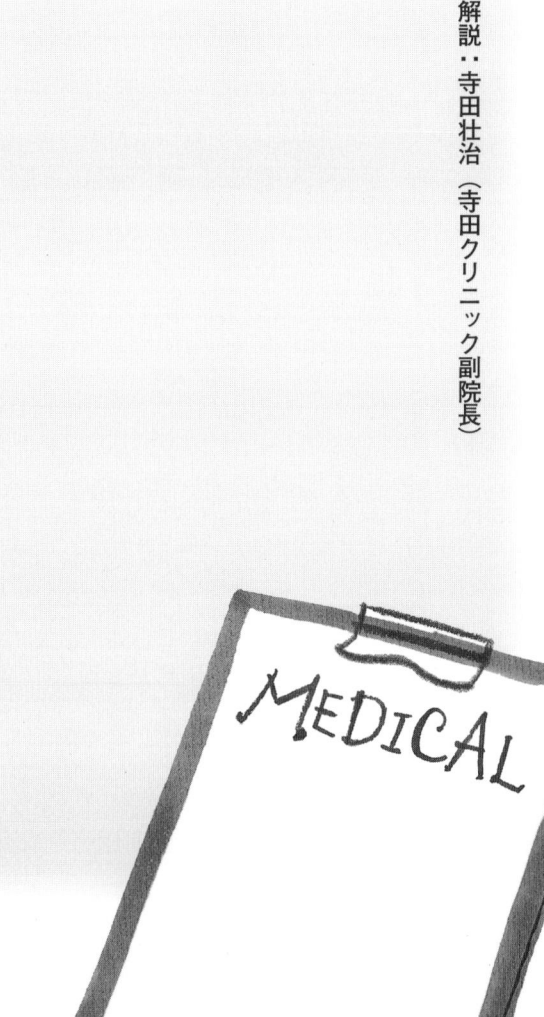

骨盤のゆがみを直すから健康美が手に入る

腰回しは健康的にやせられる、とても有効なダイエット

骨盤まわりの筋肉が調整されて代謝もアップ

複数の骨でなりたつ骨盤《こつばん》は、ゆがみやすい構造になっています。骨盤がゆがむと、背骨、股関節《こかんせつ》、足首など全身のゆがみにつながり、代謝《たいしゃ》（体内処理）も下がってやせにくくなるのです。また、骨盤のゆがみにより、骨盤底筋群《こつばんていきんぐん》がゆるむため、骨盤に支えられる臓器も正常の位置より下がり、下腹部がぽっこりと出てしまうことに。

内臓の位置が正しくないと、体型がくずれるだけでなく、臓器の機能が低下し、生理痛や便秘を引き起こす原因にもなります。内臓が圧迫されて、血行が悪くなると、冷え性などの症状も出てきます。

このように骨盤のゆがみは、わたしたちのからだにさまざまな悪影響を及ぼしますが、腰回しを行なうことで、骨盤のゆがみの解消

が期待できます。それは、骨盤まわりの筋肉の位置、つき方、動きを調整し、骨盤のゆがみをもとに戻す効果があるからです。

骨格のゆがみがもとに戻り、全身の筋肉がバランスよく使われるようになると、からだ全体の代謝もアップ！　やせやすいからだになるでしょう。

✿女性ホルモンの分泌も正常に

骨盤が整うと、子宮《しきゅう》や卵巣《らんそう》が正しい位置に戻り、女性ホルモンの分泌《ぶんぴつ》も正常になります。

その結果、ボディラインが女性らしくなめらかになり、肌の調子も整う効果があります。

腰回しによって骨盤のゆがみを直すことは、健康的にやせられて、しかも不快な症状も改善できるとても有効な方法といえるのです。

●骨盤、子宮と、臓器を支える骨盤底筋群

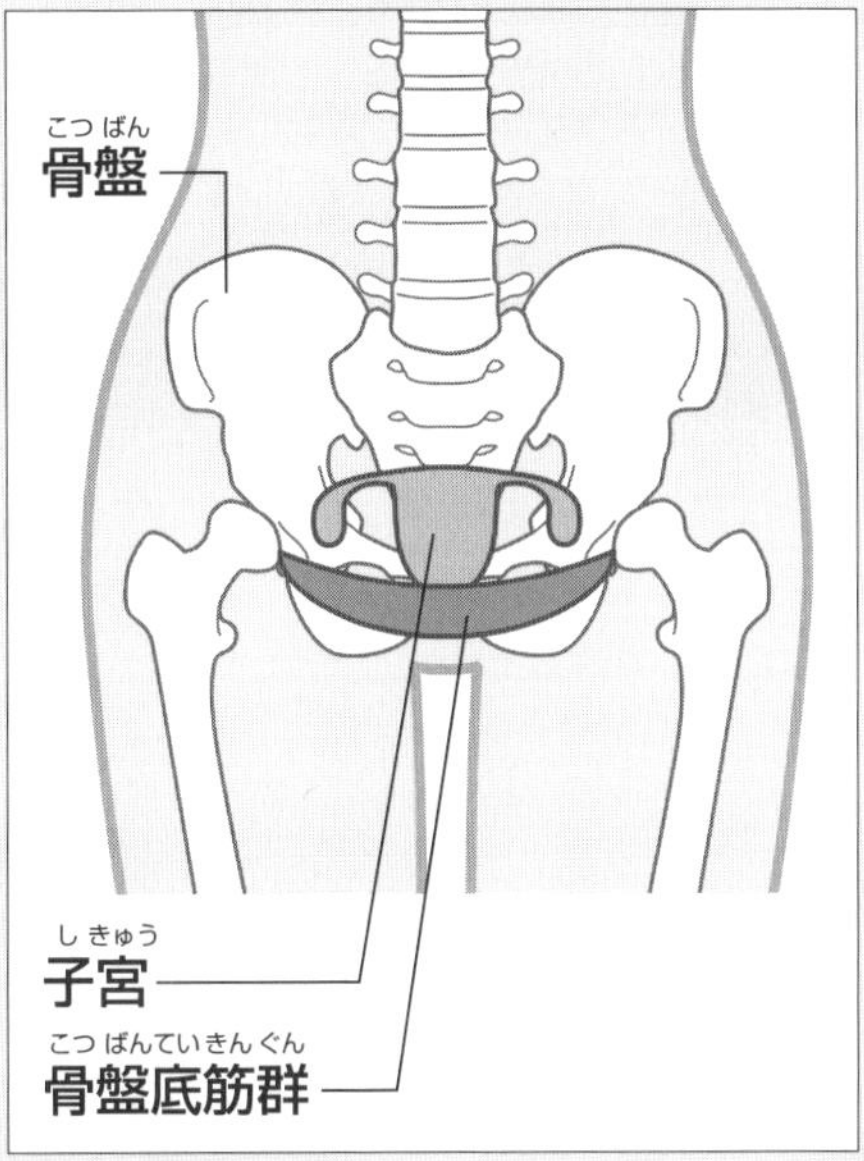

「深層筋」を鍛えるから楽にやせられる

腹部の奥の筋肉を集中して鍛えられる

✿代謝がアップし、やせやすいからだになる

腰回しをすることで楽にやせられるのは、腹部の奥の、大腰筋《だいようきん》、腹腰筋《ふくようきん》、腸骨筋《ちょうこつきん》など「深層筋《しんそうきん》（インナーマッスル）」が鍛えられるからです。深層筋は、骨の近くにある、からだを支えている筋肉で、持久力やスタミナを保つ役割を果たします。

この筋肉は、ふだんはあまり意識されないかもしれません。しかし、この深層筋を鍛えると、代謝がアップし、むくみがとれ、汗がよく出るようになります。

競技目的などで筋肉をつけるなら、表層筋《ひょうそうきん》（アウターマッスル）を鍛える運動が重要になる場合もあるでしょう。しかし、大切なのは、あくまでも深層筋とのバランス。ダイエットや体型を整えることを目的とするなら、深層筋を鍛えるほうがより効果的なのです。

ゆっくりとしたトレーニングがより効果的

最近はスポーツの世界でも、深層筋を鍛えるトレーニングが重視されています。代表的なものには、ヨガやピラティスがあります。ただ、ピラティスやヨガは難しい動作も多く、正しいポーズをとらないと効果は出ません。その点、腰回しは楽しく簡単にできるので、効果が出やすいでしょう。

深層筋を鍛えるには、ゆっくりとした動きによって筋肉を刺激するのがポイントです。

腰回しなら、ゆっくりと腰を動かすことにより、効率よく深層筋を鍛えることができます。ひざや関節に負担をかけず、深層筋を集中的に鍛えられるのも長所です。どんな年代の方でも気軽にできるダイエットといえるでしょう。

●腹部の奥にある大腰筋、腸骨筋、腹斜筋群

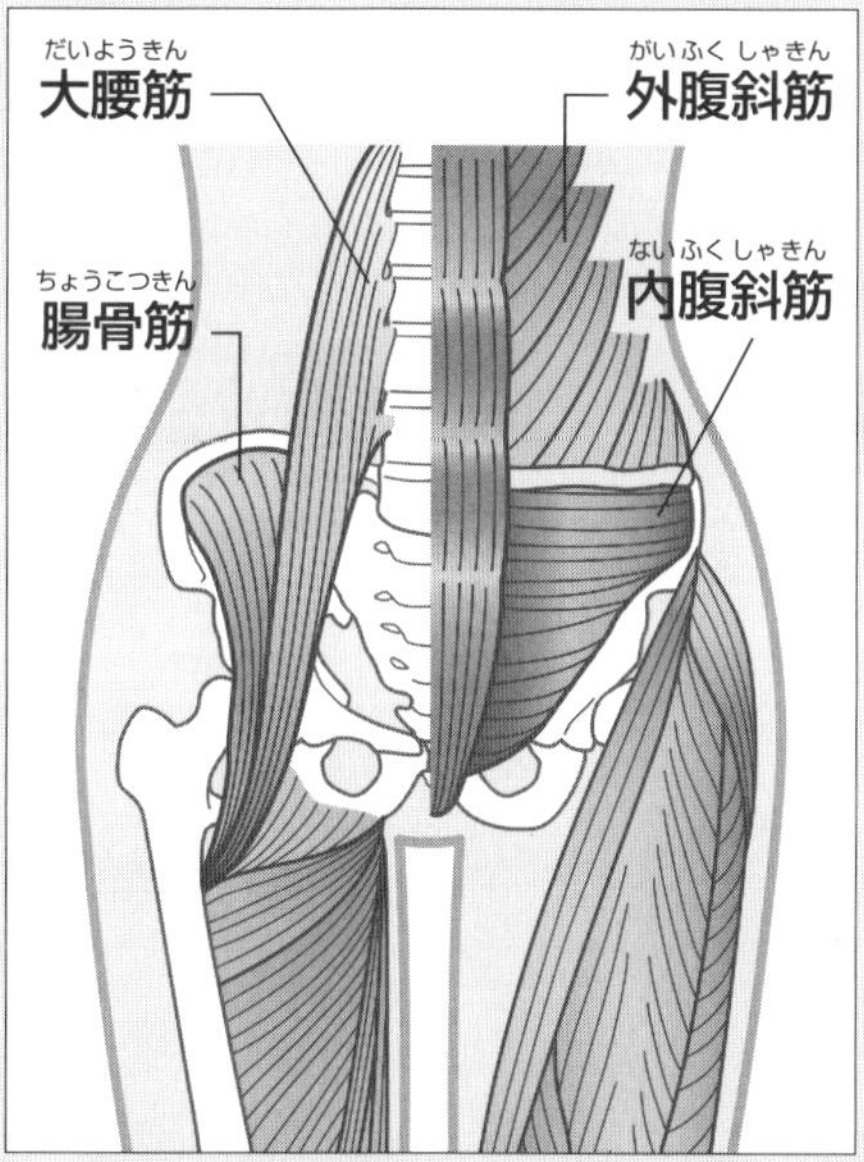
大腰筋《だいようきん》
外腹斜筋《がいふくしゃきん》
腸骨筋《ちょうこつきん》
内腹斜筋《ないふくしゃきん》

MEDICAL

エクササイズのコツをアドバイス！

力の入れ方と筋肉の曲げ伸ばしが重要ポイント

✿おなかとお尻に力を入れて、肩の力をぬく

美腰《びこし》エクササイズは、おなかとお尻《しり》の穴に力を入れて行なうのが基本です。おなかとお尻を意識することで、腹部の奥の深層筋が鍛えられ、やせやすいからだになります。

たとえば、足を上げるエクササイズの際にも、足に力を入れるのではなく、おなかに力を入れ、お尻からもちあげるようにしてください。脚をスッキリさせる部位別エクササイズ（74〜79ページ）では、脚の力を使ってもちあげると、脚に筋肉がついて太くなってしまう可能性もあるので気をつけて。

また、おなかとお尻に力が入れば、腰にかかる負担がへるという効果もあります。脚だけに力を入れて曲げ伸ばしなどを行なうと、腰をいためてしまうこともあるので注意しましょう。

●おなかとお尻に力を入れるのがコツ

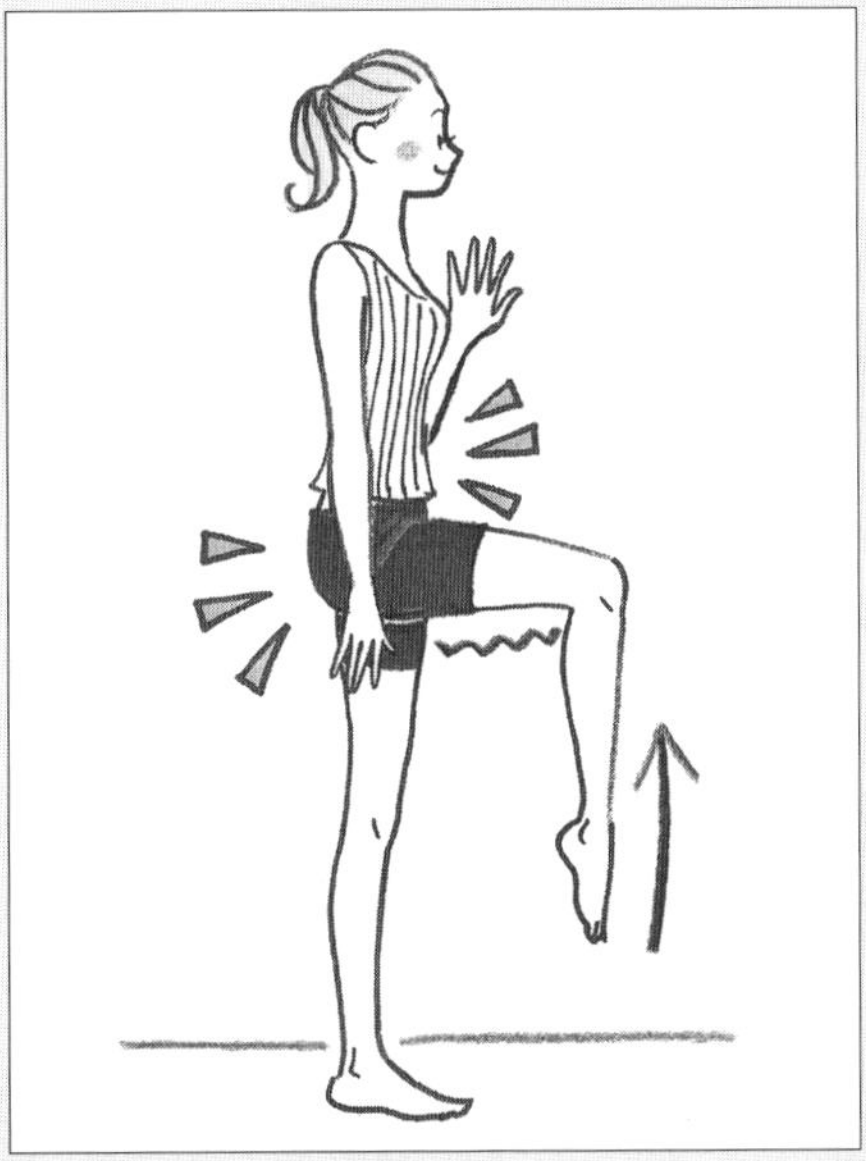

さらに、肩に力が入っていると、筋肉が緊張し、血行も悪くなって、エクササイズの効果が台無しに。肩の力はぬいて、正しい姿勢でエクササイズを行なうことがポイントです。

筋肉の伸展と収縮をくりかえす

筋肉は、収縮と伸展《しんてん》、弛緩《しかん》をくりかえすことで、バランスよく鍛えられます。筋肉を縮める動き（収縮）をしたら、そのあと力をゆるめ、筋肉を伸ばすこと（伸展）が大切なのです。よけいな筋肉をつけず女性らしいボディラインをつくるなら、筋肉をゆるめることを忘れないでください。

また、からだのゆがみを正すには、股関節だけでなく、肩関《かたかん》節《せつ》のバランスを整えることが大切です。正しい姿勢を保ち、肩関節を立体的に回すようにすると、効果が出やすいでしょう。

腰回しの効果を上げるポイントをチェック！

「呼吸を止めない」「反動をつけない」が正解

脂肪を燃焼させるには呼吸を止めないこと

美腰エクササイズを行なう際には、より効果を上げるポイントがあります。

まずは、動作をするときに呼吸を止めないということ。体内に酸素をとり入れ、体脂肪を燃焼させることが大切です。

脂肪の燃焼率は、筋肉の収縮、伸展をくりかえすことにより高まります。筋肉を収縮したままでは、疲労物質である乳酸《にゅうさん》がたまりやすくなり、無酸素運動状態になりやすくなります。

そのため、からだを伸ばした状態をキープしたまま、ゆっくりと息を吐《は》くことが、脂肪を燃焼させるためのポイントになるのです。

以前は、スポーツの世界で、「有酸素運動は18分間続けないと効果がない」という説が流布していましたが、じつはそうではないことが科学的に実証されています。

現在では、「有酸素運動は1分でも1秒でも行なえば効果はある」といわれているので、1日5分の腰回しを行なえば、かなりの効果が期待できます。

また、「蒸し暑い部屋で運動すると、汗が出て効果的」と錯覚している方も多いようですが、これはまちがいです。低酸素・高温多湿の室内での運動は、たんに無酸素状態になるだけで、脂肪燃焼の効果は期待できません。エクササイズをする際は、通気性のよい場所で行なうことをおすすめします。

●腰回し中に呼吸を止めるのは×！

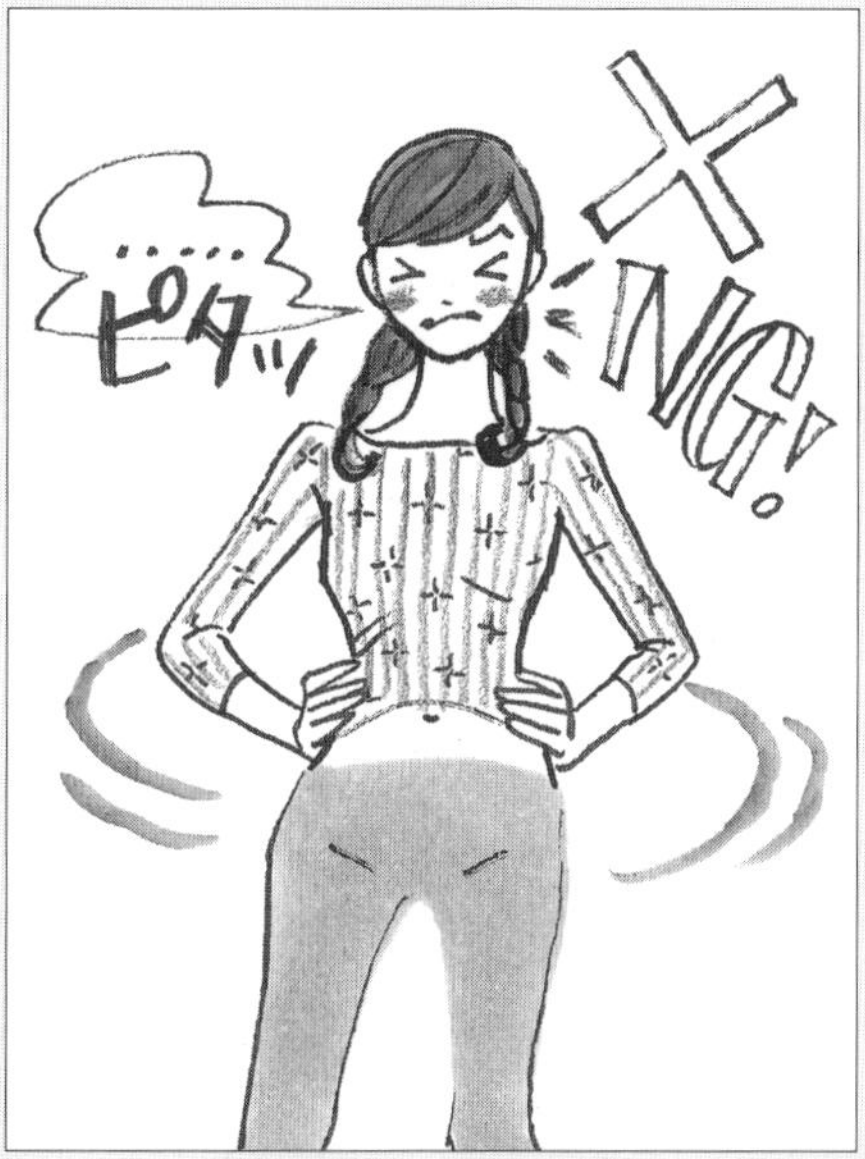

からだを伸ばすときに反動をつけない

からだを伸ばすとき、勢いをつけたり、痛くなるほど伸ばしたりすると、かえって筋肉が緊張し、からだをいためる原因になります。これは伸張《しんちょう》反射《はんしゃ》により、「これ以上伸ばしては危険」という信号が脳へ送られ、防衛反応として筋肉が縮むためです。

エクササイズでからだを伸ばす際には、反動をつけずにゆっくりと行なったほうがよいでしょう。

代謝が上がるからやせやすい体質になる

運動により筋肉がほぐれると、血行がよくなり、代謝が上がります。すると、食べたものがエネルギーに変わりやすくなり、脂肪として体内にたまりにくくなります。

さらに、みずからの力で腰を回すことにより、からだが発熱するので、内臓脂肪の燃焼にも効果があります。結果、ふつうに食事をとっていてもやせやすい体質になれるわけです。

必要な栄養素をしっかりとりながら、からだの代謝を上げて無理なくやせられる腰回しダイエット法は、とても健康的なダイエット法といえるでしょう。

○ 寺田クリニック
スポーツクリニック、ペインクリニックとして、運動療法室での治療（リズム・ストレッチ、パワーヨガなど）や、痛みの治療（腰痛・肩こり・坐骨神経痛などの治療）を行なうほか、ダイエット相談も受け付けている。http://www.sports-clinic.com/

PART 2

美腰ハッピー物語
腰回しでキラキラ人生を手に入れた！

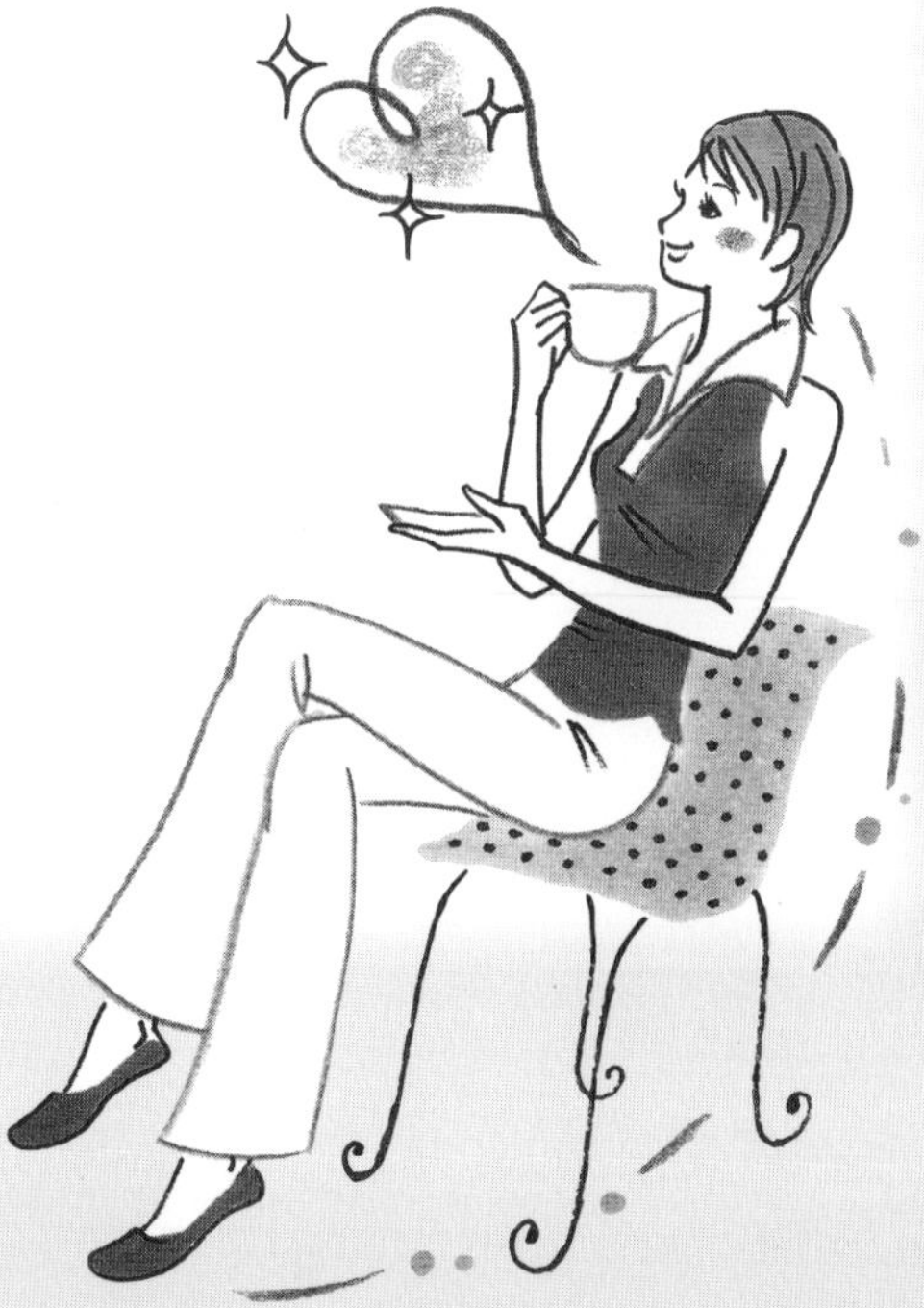

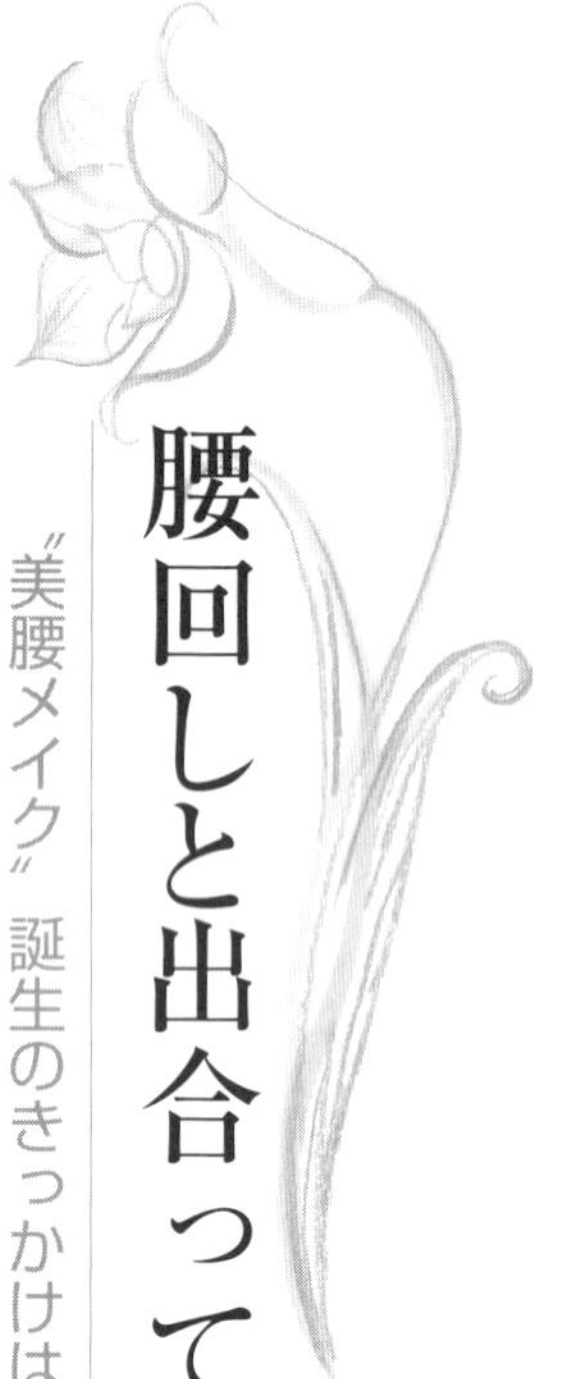

腰回しと出合ってみるみるやせた！

〝美腰メイク〟誕生のきっかけは急激な産後太り

産後のおなか太りでウエストが86㎝に！

専業主婦だったわたしが、体型の変化に悩みはじめたのは出産後でした。20歳で長女を産んだあと、産後太りが解消せず、ウエストはなんと86㎝に……。ウエスト56㎝のいまのわたしの姿からは、想像ができませんよね？

10代後半のころは、プロゴルファーをめざしていたこともあり、体育会系のガッチリした体型だったんです。それでも太っているという印象ではなく、健康的なスタイルでした。だから、産後、肉のついてしまったウエストを見るたび、ほんとうにショックで……。

子宮が後ろに反りかえる「子《し》宮《きゅう》後《こう》屈《くつ》」の症状もあり、ひどい腰痛にも悩んでいたんです。座るだけでも痛く、便秘にもなるし、赤ちゃんは泣くし……つらい日々が続きました。

イライラしてまわりの人にやつあたりしたり、なぜかむしょうに悲しくなってひとりで泣いたり、精神的に不安定な状態を送っていました。

悩みに悩んで〝いのちの電話〟にも相談

みなさんも、「やせなくちゃ！」と思いたったら、あわててダイエットにとりかかりますよね。わたしも、食べないダイエットに挑戦したり、ヨガや美容体操をやったり、流行のダイエットはとにかくなんでも試しました。

でも、食事をぬくとおっぱいが出なくなるので、食事制限は断念。体操の効果もあらわれず、おなかの肉はついたまま。友人に相談しても、「出産して、体型がくずれるのは当然」といわれ、悩みをわかってくれる人もいませんでした。

まだ若いのにスタイルがくずれたことで、自信をすっかりなくし、当時はいつも下を向いて歩いていたことをおぼえて

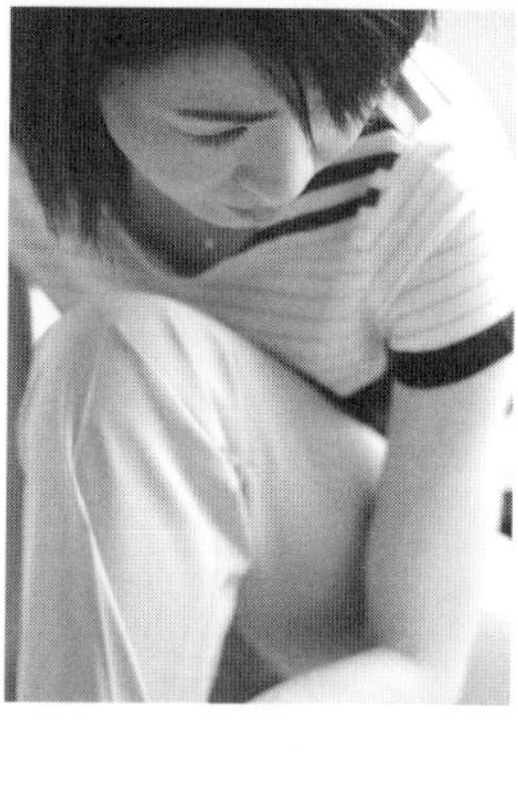

います。

「主人に嫌われたら、どうしよう」「わたしはどうしてがんばれないの？」「だれか、なんとかして……」精神的に追いつめられて、ついには〝いのちの電話〟にまで相談しました。

そんなとき、わたしの人生を変えるできごとが起きたんです。

たまたまはじめた腰回しでウエスト23㎝ダウン！

体型の悩みを抱えつつ、家事と育児に追われていたある日。雨が降ってきて、洗濯物を大急ぎで取りこんでいました。子どもを片手でだっこしていたので、干していたざぶとんをとっさにひざの間にはさんだ、そのとき――。

骨盤《こつばん》のあたりから「ガクッ」という大きな音が聞こえたのです。「骨が折れちゃったのでは？」とビックリしましたが、ふしぎと、その感覚が気持ちよくて！

なぜか、おなかのまわりも、ギュッと引き締まった感じがしました。そこで、その後もざぶとんをひざにはさんだまま、ひざを屈伸するのがクセになったんです。子どもをあやしながら、腰を左右上下にゆらしたり、回したりもしてみました。

すると、3ヵ月後にはウエストが23㎝もダウンして、なんと63㎝に！ 自分が「気持ちいい」と思えることを続ければ、無理なくやせることができるんですね。

けれど、次女を出産すると、ふたたび、産後太りの体型に逆戻りしてしまったのです……。

研究のすえ、かならずやせる〝腰回し〟が完成！

同じように腰を回して体操をしてみたものの、今度は以前ほどのダイエット効果が出ません。効果的な腰の回し方をつかむために、毎日、試行錯誤をくりかえしました。

そのうち、からだのしくみをきちんと知りたくなって、図書館に通ったり、整体を学んだりするようにもなりました。自信をとりもどしたい一心で、必死に勉強しました。

こうして研究を重ねた結果、ついに〝腰回しダイエット〟が完成！ 子宮後屈も治って、無理なくやせるコツを、ようやくつかむことができたのです。

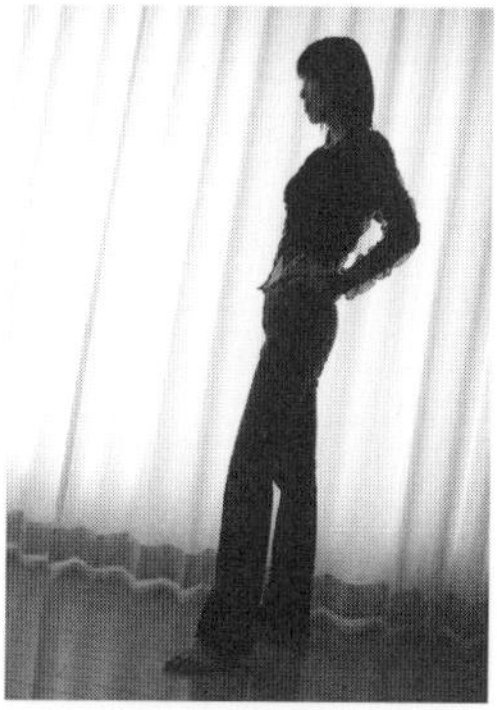

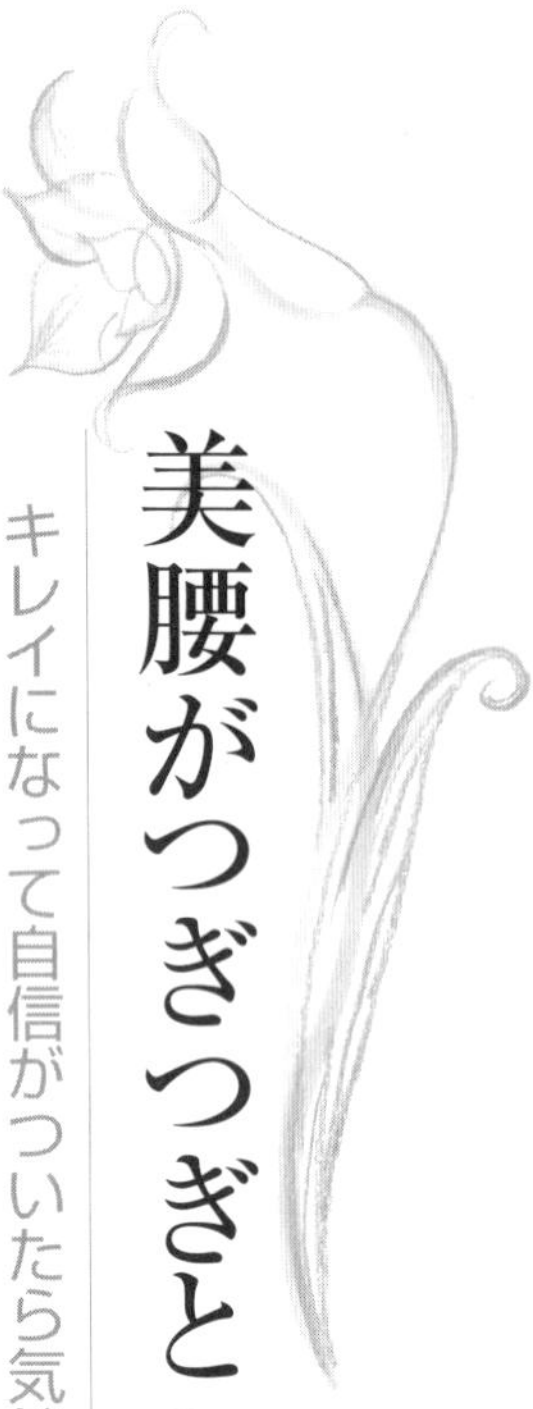

美腰がつぎつぎとハッピーをつれてきた

キレイになって自信がついたら気持ちも前向きに！

美腰メイクでキレイになると、どんどん積極的になる

どこにでもいる専業主婦だったわたしがここまでこられたのは、美腰《びこし》メイクに出合えたからこそ。

美腰メイクで体型がガラリと変わってからは、近所の人から、「やせたヒミツを教えてほしい」といわれるようになりました。そこで、自宅で体操を教えるようになったんです。

すると、そのうち知り合いの方から、「この体操はほんとうにいいから、スクールを開いて、きっちり教えたほうがいい」とすすめられ、20数年前に、本格的にカルチャーセンターで教えることになりました。

その後、地元の福岡で「ナチュラル美腰メイク」というテ

料金受取人払

本郷局承認

5640

差出有効期間
平成20年
10月31日まで
(切手をはらずに
ご投函ください)

post card

113-8765

東京都文京区湯島2-31-8
マキノ出版本社ビル3Ｆ

(株)マキノ出版
書籍編集部

● 本書のご感想・著者へのメッセージなどをお書きください。

● お名前（ふりがな）

● 性別　男・女　● 年齢（　　）歳　● 未婚・既婚

● ご住所

● tel.　● e-mail

● ご職業　1. 小・中・高校生　2. 専門学校生　3. 大学生・院生
4. 会社員　5. 公務員　6. 会社役員　7. 教職員　8. 自営業
9. パート・アルバイト・フリーター　10.専業主婦　11. 無職　12.その他

やせる！ 腰回しダイエット

7067

このたびはご購読いただき、誠にありがとうございます。今後の参考にさせていただきますので、お手数ですが下記の質問にお答えください。ご協力いただいた方には抽選で毎月50名様に特製図書カードをプレゼントします。

1. 本書をどのようにしてお知りになりましたか？

1.新聞で（朝日・読売・毎日・産経・その他［　　］

2.雑誌で（『安心』・『壮快』・『ゆほびか』・その他［　　］

3.店頭で実物を見て　4.人に勧められて

5.インターネットのホームページを見て　6.その他［　　］

2. 本書をお求めになった書店を教えてください。

都・道・府・県　　　　書店

3. 本書ご購入の動機は？

1.タイトルにひかれて　2.著者にひかれて

3.テーマに興味があったので

4.デザイン・写真・イラストにひかれて

5.広告や書評にひかれて　6.その他［　　］

4.価格やデザインのご感想を教えてください。

●価格　1.高い　2.安い　3.ふつう

●デザイン　1.よい　2.悪い　3.ふつう

5. 定期購読新聞・雑誌があれば教えてください。

●新聞［　　］●週刊誌［　　］　●月刊誌［　　］

6. あなたが感じる体の悩みやトラブルがあれば教えてください。

1.肌荒れ　2.ダイエット　3.便秘　4.生理痛　5.頭痛　6.腰痛　7.肩こり

8.疲れ目　9.冷え症　10.疲労感　11.その他［　　］

7. 今後読んでみたい本があれば教えてください（テーマ・著者）。

ーマで教室をオープン。それがしだいに評判となり、テレビに出たり、ラジオのパーソナリティーを務めたりするようになって……。

そして、多くの人に支えられて、45歳であこがれの東京へ！ 雑誌にとりあげられることも多くなり、ついには本まで出版することになりました。

やりたいことがかなわなかったことはない！

わたしはいままで、「こうしたい！」と強く思ったことが、かなわなかったことはありません。これは、わたしの誇りでもあります。

美腰メイクでスタイルが整うと、自信が出てきて、「外に出て行こう！」という気持ちが強くなります。積極的になって、人と会う機会がふえて、おしゃれになって……。「やりたいことをやれる自分」になっていくんです。

そうなると周囲の人も力になってくれて、自分の望むことを運んでくれるようになります。まさに、腰回しがハッピー

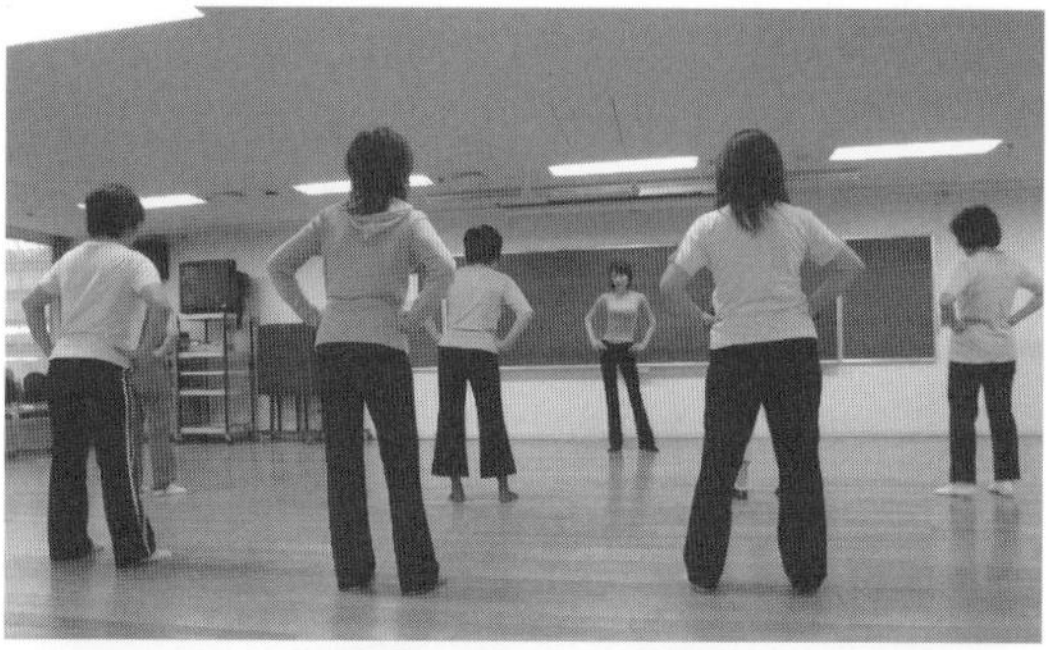

●SHINOさんが講師を務める美腰メイクの教室

をつれてきてくれるんですね。

これはわたしだけでなく、教室の生徒さんも同じ。腰回しによってイキイキと前向きに変わっていった方を、たくさん見てきました。

美腰メイクで幸運がやってくるワケ

どうして、美腰メイクにそこまでのパワーがあるのかって？　では、そのワケをお教えしましょう。

美腰エクササイズを行なうと、からだのズレが戻るという効果があります。すると、おなかの中心に力がみなぎってくるようになります。

武道家が精神統一するときに、丹田《たんでん》（おへその下のあたり）に力をこめるのと同じ。からだの中心に力が集まると、考えが中途半端ではなくなり、前向きな気持ちが生まれるんです。

さらに、骨盤が整うと、生殖器《せいしょくき》がすこやかに働くようになります。すると、女性ホルモンのバランスがよくなり、感情が安定するようにもなります。

やりたいことに向かってまっすぐ、積極的に行動するようになると、夢をかなえるチャンスも格段にふえます。腰回しが幸運を運んでくれるというのは、こういうワケなのです。

「愛されるからだ」って、どんなからだ？

恋をしているときなど、幸せな状態のとき、女性はからだの形が変わるんです。どんなふうになるか、わかりますか？ それは、お尻《しり》がキュッと上がって、胸がツンと上を向いたスタイル。骨盤が閉まり、姿勢もよくなっている状態です。腰回しをすると、その状態と同じ体型になります。お尻が上がり、胸が開き、「幸運を呼ぶからだ」になれるんです。

小さな子どもが胸をはって、お母さんを見上げている姿勢をイメージしてください。無垢《むく》な感じで、愛さずにはいられませんよね。胸をはっていると、ハートがオープンになって、ハッピーがいっぱい舞いこんでくるような気もします。

そんな〝愛されボディ〟を、ぜひあなたも腰回しで手に入れてください。

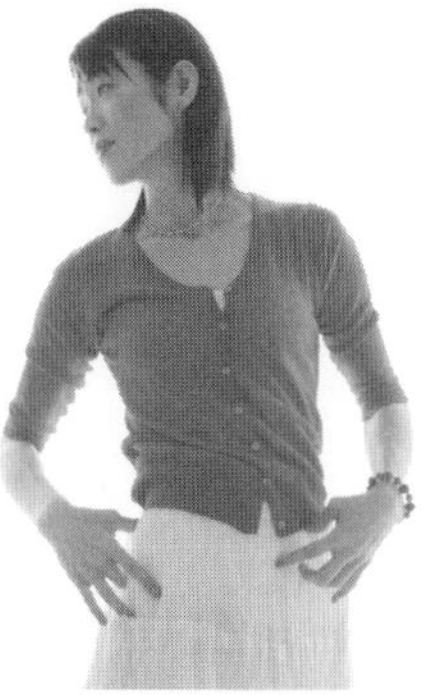

腰回しでキラキラ人生を手に入れる法則

SHINOさんが腰回しを通じて知ったハッピー・ルール

✿腰回しタイムはイメージングタイム

腰回しを試してみたあなた、回している間、頭のなかでどんなことを考えていましたか？　はじめはスムーズに回すことで精一杯かもしれませんが、慣れてくると、いろんなことを考えながら腰を回せるようになります。

わたしはふだんから、「こうなったらいいなあ」という夢をイメージしながら、ゆっくりと腰回しをすることが多いんです。でも、あれもこれもと欲があるわけではありません。

心のなかで、「つぎの目標はコレ！」とわかる瞬間が、たまにあります。いったん目標が見つかって、やってみる価値があると思うと、「天にはしごをかけても昇る！」という強い意志で行動できるんです。2千回落ちても昇る、ぼろぼろになってもどんなに傷ついても昇っていく……。そんな思いをもって、いままで夢をかなえてきました。

東京の教室で美腰メイクを教える自分をイメージするようになり、「もっと大勢の人に広めるには、東京じゃないとダメだ」と強く感じはじめたのは、40歳を過ぎてから。45歳で上京するなんて、無謀《むぼう》だと感じる人もいるかもしれませんね。

でも、腰回しをしながら瞑想《めいそう》していると、考えのパターンが変わって、「絶対できる！」という思いが生まれてきます。自分の思いがどんどん高まり、結果、イメージどおりの現実を引きよせることができるんです。

腰回しタイムには、自分の夢がかなったり、なりたい自分になったイメージをふくらませてみてください！　イメージを続ければ、あなたの夢はきっと実現するはずです。

気持ちいいことを続けるのが成功への近道

「やせるエクササイズ」というと、キツイ運動を思い浮かべ

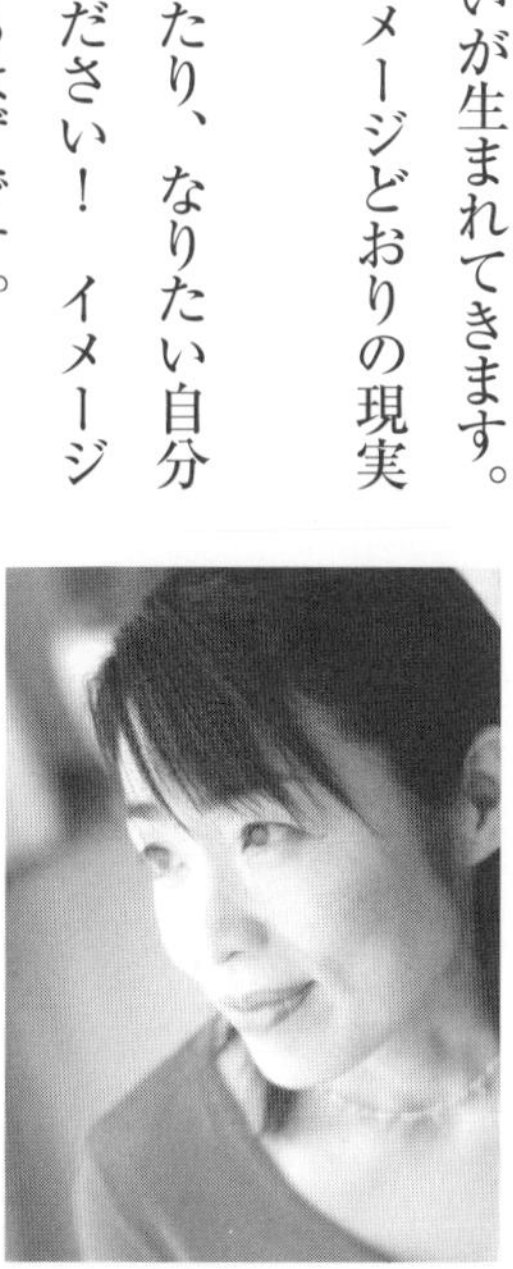

る方も多いかもしれません。でも美腰メイクは、がんばりすぎないダイエット。気持ちいいことを毎日くりかえすことが大事なんですね。

じつは、東京で最初に教室をはじめたころ、わたし自身は一生懸命やっているつもりなのに、生徒さんと気持ちがどうしても通じないことがありました。

「どうしてなんだろう」と思っていたところ、生徒さんが疲れているんだということがわかって……。上京したばかりで、がんばりすぎていた自分にハッと気づかされましたね。

それからは、「自分が楽しみながら、力をぬいて行なおう」と思うようになりました。美腰エクササイズもひと皮むけて、「もっと気持ちのいい、楽な体操へ」と原点に戻っていったんです。

いまの時代は、女性も遅くまで仕事をしていたり、主婦の方も家事や子育てに追われて、疲れている方がほんとうに多いですよね。でも、「疲れ」で両手がふさがっていると、ほんとうに欲しいものがつかめなくなってしまいます。

だから、美腰メイクのテーマは「癒《いや》し」。「気持ちいい」と感じながら腰回しを楽しむことが、何より大切です。

これまでの経験から、腰回しに限らず、何事も、がんばりすぎず、気持ちいい、楽しいと思うことを続けることが、人生を成功させる近道なのではと実感しています。

「自分のために」ではなく「だれかのために」

ふりかえれば、これまでステップアップをしてきたのは、「だれかのために」と強く思ったときでした。「自分だけ」にこだわっていたら、ここまでこられなかったと思います。

腰回しをはじめてから、整体《せいたい》を勉強したんですが、それは「かわいい娘たちに、自分の経験した子宮後屈の苦しみは絶対に味わわせたくない」という思いが発端でした。

その後、かつてのわたしと同じように、産後太りで悩む近所の人たちの役に立てば……と腰回しをレクチャーするように。さらには、教室を開くことになって、骨盤のゆがみからくるトラブルを抱えている大勢の人たちをサポートするよう

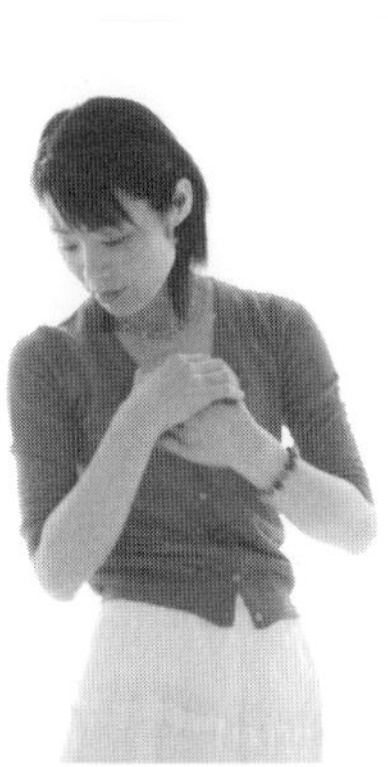

になったんです。

東京へ出てきたのも、本を出したのも、「もっと多くの人に、美腰メイクを知ってもらいたい。美しいからだと健康を手に入れてほしい」と願ったからでした。

美腰メイクでからだが健康になり、幸せを感じるようになると、「与える側」にまわりたくなるんですね。自分だけでなく、だれかとよろこびを分け合うようになるので、自分のまわりがよろこびであふれるようになった気がします。

だれかのためを思って、ほんとうにいいものを提供していると、「ください」と手を出さなくても、ごほうびはおのずと返ってくるということもわかりました。

「だれかのために」と思う気持ちをもって行動すれば、願いはかないやすくなる。これは、わたしが美腰メイクを通じて知った〝幸せの法則〟ですね。

人をいちばん元気づける言葉は「ありがとう」

わたしは、「ありがとう」「うれしい」「感謝します」という気持ちを、だれに対してももつようにしています。

小さなころ、母や祖母に、「うれしいことはうれしいことを呼ぶし、ありがとうはありがとうを呼ぶんだよ。だから、いつも、そういう気持ちでいなくちゃね」と、よくいわれました。その言葉は、いまでもわたしの指針になっていますね。

相手をほめる、一生懸命な人を応援する、幸せなことはいっしょによろこんであげる……ということも大切。いいことを分かち合うと、ハッピーがハッピーを呼ぶんですよ。

そして、人を元気づけてあげられる言葉は「ありがとう」――これにつきると思います。相手の目を見て、気持ちをこめて伝えれば、かならず相手に通じます。たくさんの「ありがとう」を伝えれば、人生もきっと輝きを増すはずです。

失敗を恐れずに! それを生かして、つぎへ行けばいい

美腰メイクをはじめたことで、幸せなことがいっぱい起こりましたが、わたしも普通の人と同じように、悲しみも経験してきました。

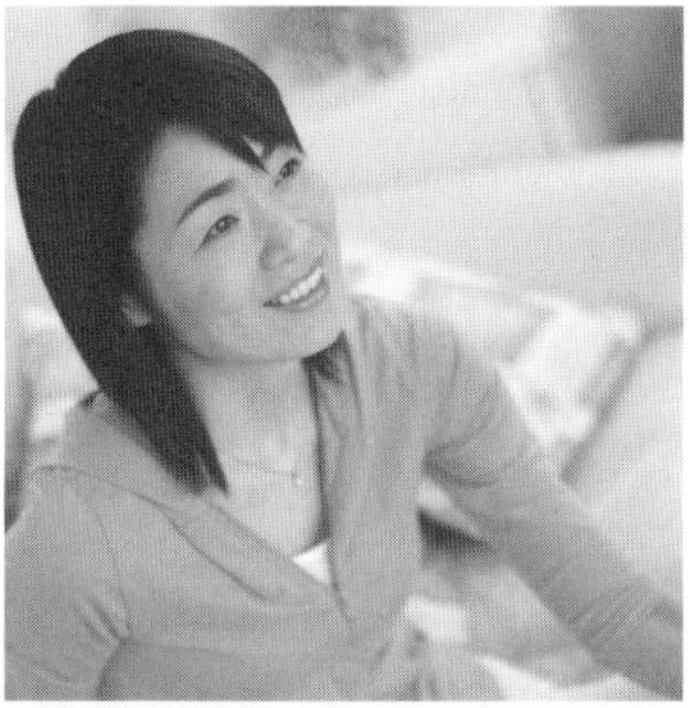

離婚をして、悲しくて、いつもうつむいて、空の色が青いことさえわからなくなったときもありました。

でも、自分と向き合い、これから自分ができることはなんだろう、自分は何をするために生まれたんだろうと考え、苦しみを乗り越えられたんです。

失敗は、かならず生かせる！　成功してキラキラ輝いている人も、じつは過去に失敗を重ねてきているんです。立ち直り方を知って、またつぎへ進んでいけば、それでいいんだと思います。

わたしもまだまだ目標をもって、やりたいことにチャレンジしていきます。美腰メイクをつぎの世代まで伝えて、よりよいものにしたい、できれば世界へ広めたいという夢もありますからね。

失敗を恐れずに、いくつになっても夢をもって、やりたいことにチャレンジしていきたいものですね。

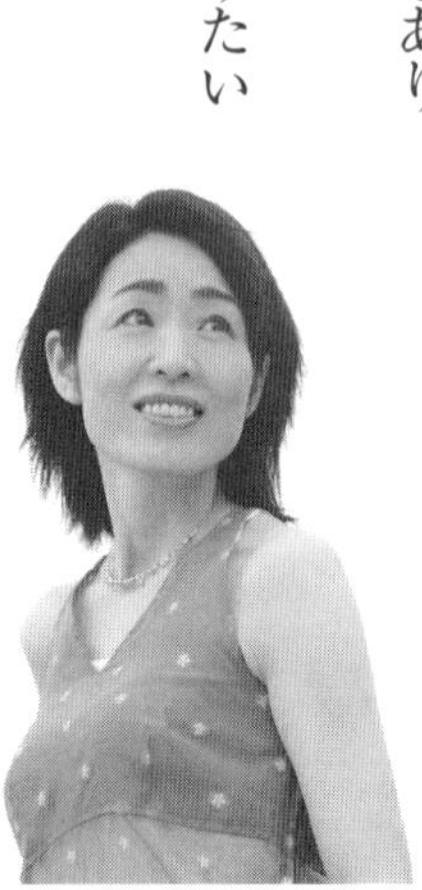

PART 3

基本のルール
キレイになるための6つのポイント

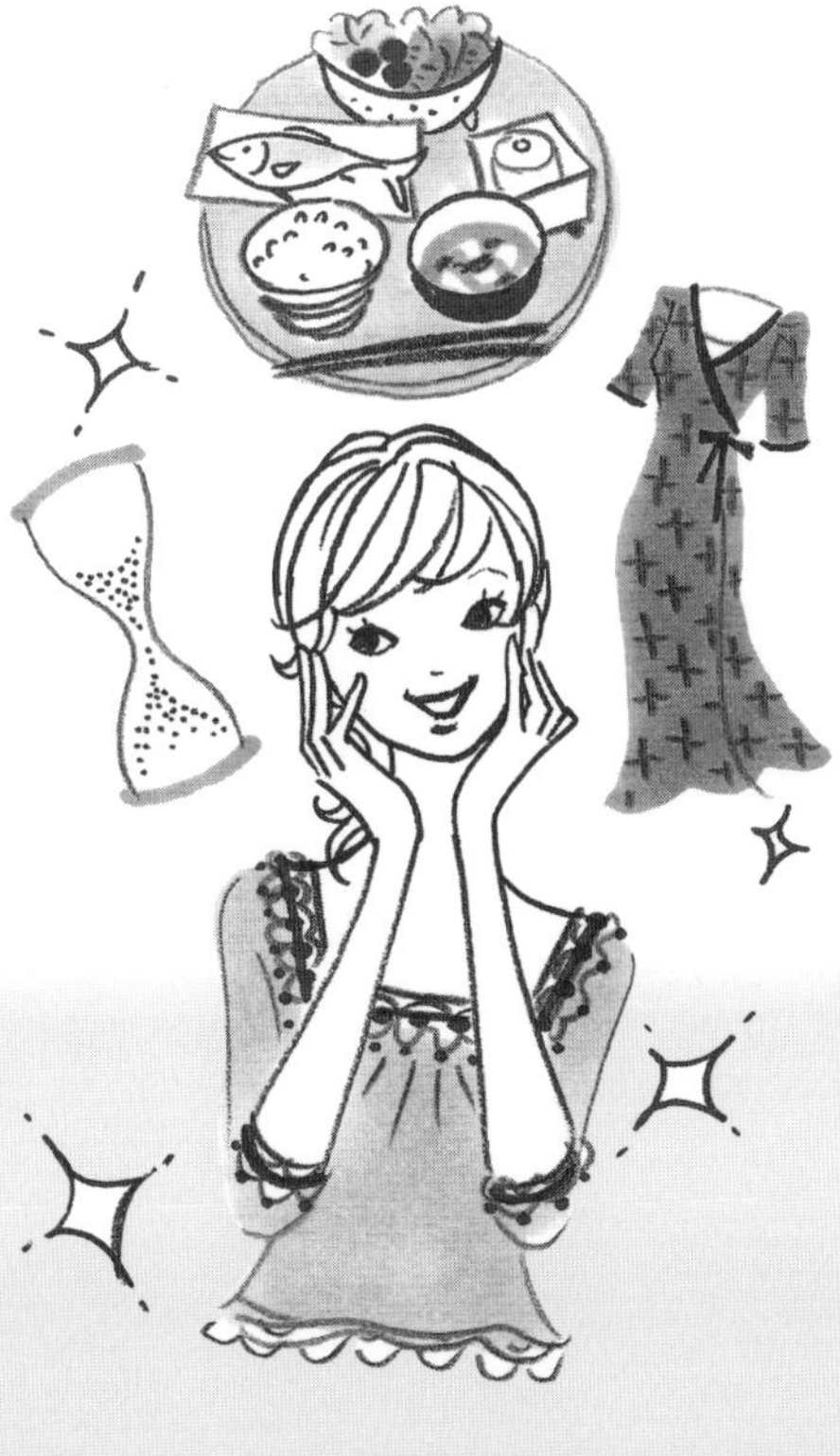

ポイント1

毎日続けるからこそ効果は大きい

がんばりすぎず「毎日ちょっとずつ」を心がけて

1日5分のエクササイズを、歯みがきのように続ける

「やせるためには、長時間のエクササイズをしなくちゃ……」と思っている人も多いのではないでしょうか。

でも、腰回しを行なう目安は、1日5分。たったこれだけでも、それを毎日続けることが大切なのです。

いっときのつらいダイエットに耐えてやせられたとしても、そのガマンの反動は、かならずやってくるもの。美しさをいつまでも保つには、「毎日、ちょっとずつ」を心がけましょう。

歯みがきをするのと同じ感覚で、エクササイズを毎日行なうことによって、その日の疲れやストレスを、その日のうちにリセットすることができます。テレビを見ながら、料理を煮込みながらなど、気づいたときに気軽に行なうのが継続のコツです。

●音楽をかけるなど自分なりのリラックス空間を演出して

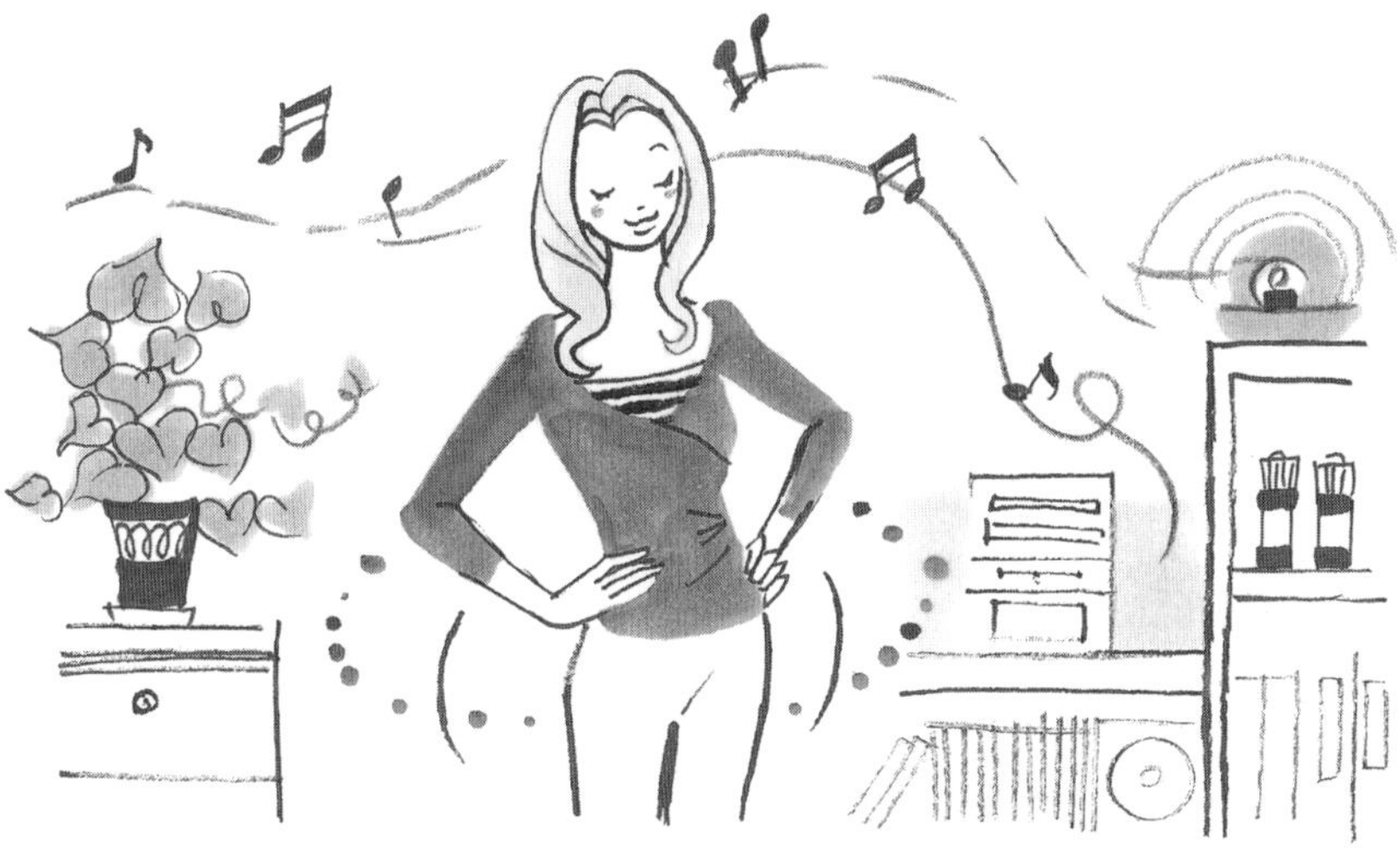

朝、昼、夜でエクササイズに変化を

１日のうち、エクササイズを行なうタイミングは、いつでもＯＫ。ただ、からだの状態は時間帯によって変わるので、朝、昼、夜ではそれぞれ以下のようなことを意識してください。

●朝起きてすぐのからだは、整っていない繊細な状態。朝の腰回しは、よりゆっくり、ていねいに行ないましょう。

●昼に行なうなら、からだの代謝《たいしゃ》（体内処理）が上がるよう、リズミカルに。

●夜寝る前に行なうときは、心地よく眠りに入れるよう、リラックスしてからだをほぐしましょう。

朝、昼、夜で好きな音楽を使い分け、聴きながら行なうのも楽しいですよ。

「無理をしない」がすべての基本！

自分をいたわるつもりで続けるのがポイント

✿「もっとやりたいな」と感じるところで止めるのがコツ

美腰《びこし》エクササイズは、ハードな筋トレとは違って、筋肉を鍛えているという実感の得にくいエクササイズ。そのため、つい無理してからだを伸ばしたり、一度に長時間続けたくなるかもしれません。

しかし、痛くなるほど手足を伸ばしたり、反動をつけて伸ばしたりすると、筋肉に負担をかけ、からだをいためてしまうこともあります。無理をしすぎず、「もっとやりたいな」と感じるところで止めておくのが、長く続けるコツでもあるのです。

美腰メイクは、女性を心身ともにキラキラ輝かせるためのもの。たとえやせても、無理やがまんをし続けている人は、けっして魅力的とはいえませんよね。

「無理をしないこと」。これが美腰メイクの基本ルールです。

●エクササイズはやりやすい方向から徐々に行なって

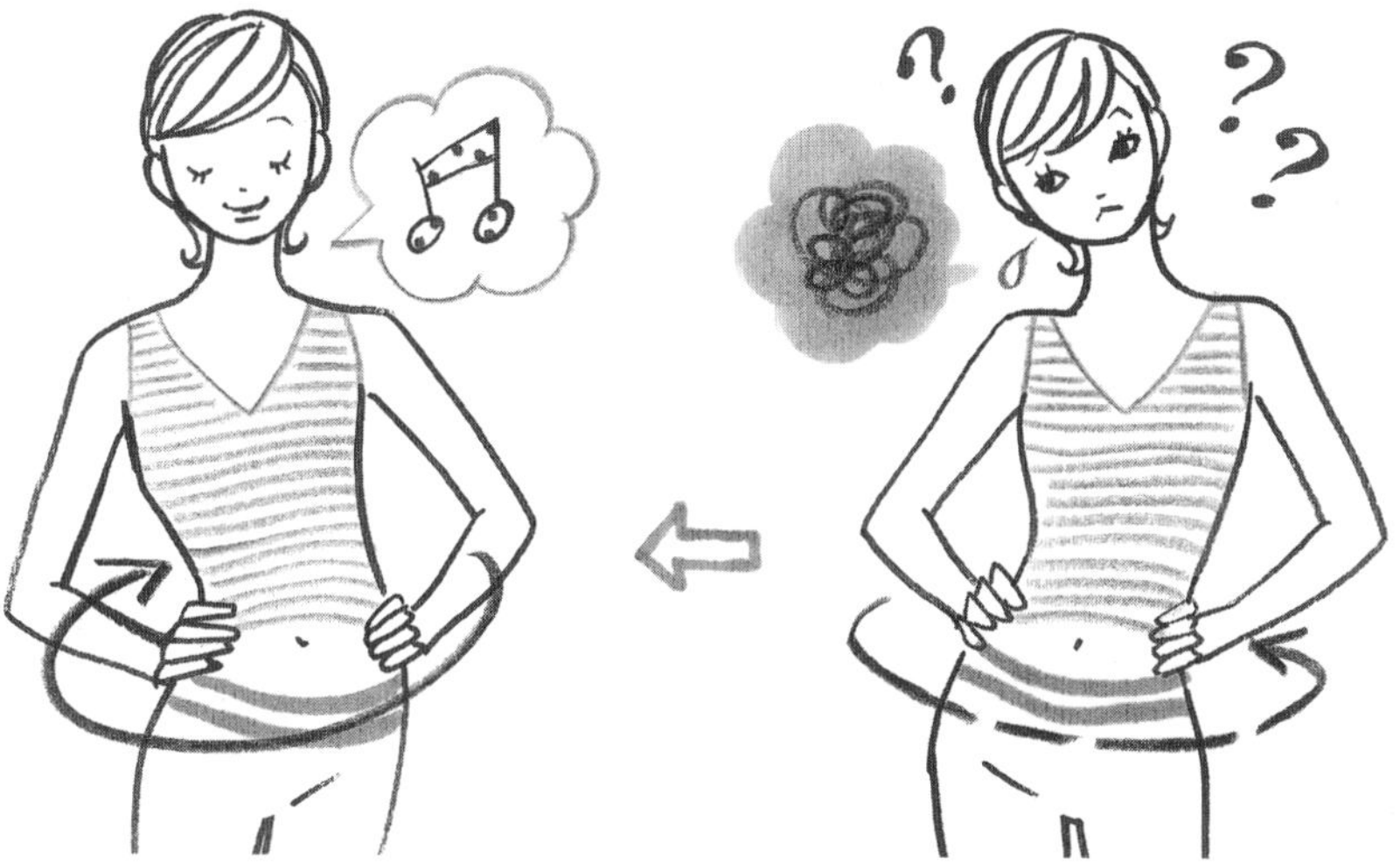

「気持ちいい」を実感しながら

また、エクササイズをしていると、左右どちらかが動かしにくいと感じることがあるかもしれません。そんなときは、無理をせず、やりやすいほうから行ない、慣れてきたら反対側も徐々に行ないましょう。

無理をしすぎると、「エクササイズはイヤなもの」というイメージがついてしまい、続けるのが困難になってしまいます。服装も、ゆったりとした動きやすいものを選ぶとよいでしょう。

からだの発する「気持ちいい」というシグナルを感じとりながら、自分をいたわるように、腰回しを続けてください。

ポイント3

目標を設定するのが成功への近道

ダイエット中にもよろこびを感じられるように!

目標は高くかかげすぎないこと

「1ヵ月で10kgやせてみせる!」。ダイエットをするとき、こんなふうにいきなり高い目標をかかげる方も多いと思います。

でも、はじめから高いハードルを立てるのではなく、まずは実現しそうなところに目標を設定してみましょう。ひとつひとつ目標をクリアしていけば、ダイエットによろこびも感じられるはずです。

たとえば、「やせたらこれを着たい」という服をあらかじめ買って、部屋に飾っておくと、それを見るたびに、「きょうも腰回しを続けよう」という気持ちになれますね。目標を紙に書いて、いつも忘れないようにしておくのもおすすめです。

また、「美腰メイクでウエストを○cm細くする」といった目標が達成したときには、自分にごほうびをあげるのもよいでしょう。

● 「やせたら着たい！」という服を飾っておくとGOOD

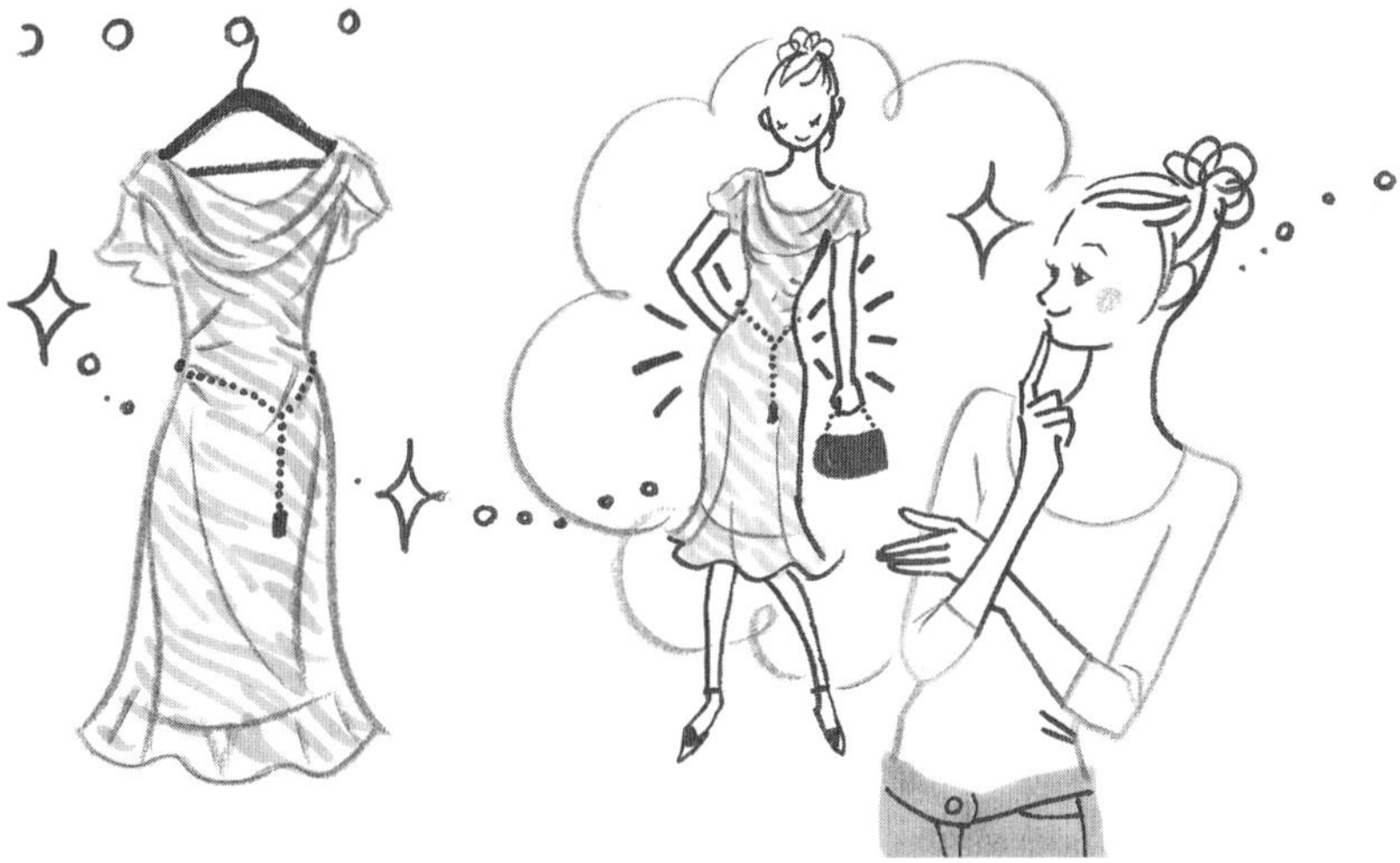

「自分のからだのココがキレイになってきた」と実感しながらエクササイズするのも、成功への近道です。

やせたあとのスタイルもキープ

美腰メイクでやせたあとは、その体型をキープすることも大切です。

やせた自分のキレイな写真を撮って飾っておくと、「この状態を維持したい」と思って、エクササイズを続けられるはずです。

また、たとえ服が少しキツくなったとしても、すぐにサイズを大きくしないほうがよいでしょう。腰回しを続ければ、また着られるようになり、スタイルを維持していくことができます。

ポイント4

リラクゼーションで自分をいたわる

自分を見つめる時間をつくってセラピー効果

ストレスから解放されて心もからだも美しく

忙しい毎日のなかで、女性は心身ともに柔軟性を失いがち。だからこそ、エクササイズタイムは心身をほぐして、自分自身を癒《いや》してあげるための貴重な時間ととらえてください。

ただやせることだけでなく、「自分の状態」を客観的に見つめることを意識しながら、エクササイズをしてみましょう。からだをほぐすことで気持ちの緊張をとき、ストレスから解放された状態になることが大切です。

エクササイズをしながら「今日は楽に動ける！」「ちょっと最近がんばりすぎかな」など、自分の心とからだを見つめることで、心身のバランスがとれるようになり、気持ちが明るくおだやかになってくるはずです。いうなれば、「エクササイズセラピー」ですね。

●エクササイズしながらも呼吸をゆっくり続けて

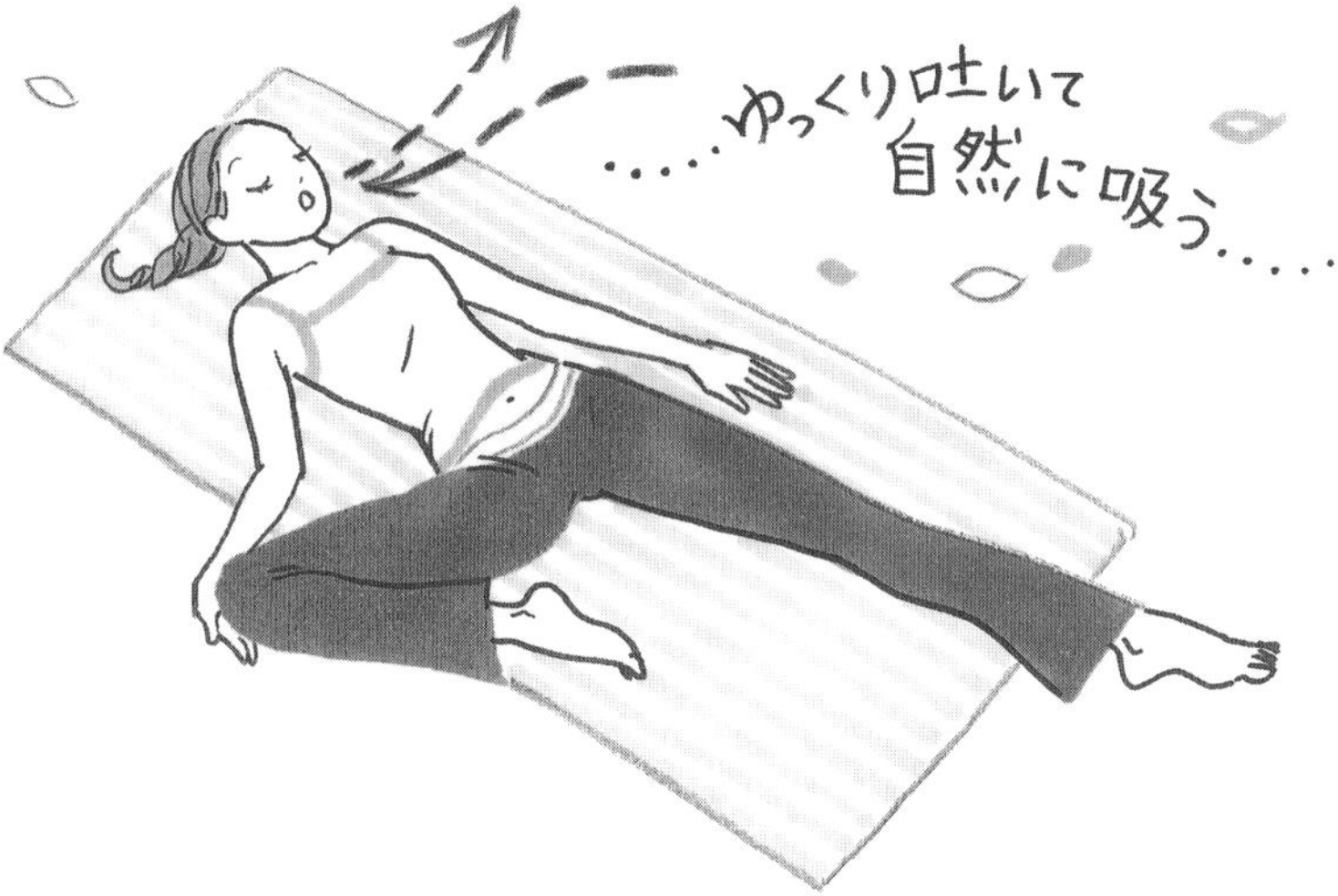

リラクゼーション効果を高めるために

リラクゼーションを得るためにとても重要なのが「呼吸」です。

ストレスがかかると、呼吸は浅くなりがち。リラックスするには、深い腹式呼吸を行なって、副交感神経《ふくこうかんしんけい》（「ゆったりのんびりの体調」をつくる神経）の働きを高めることが大切なのです。

エクササイズも、呼吸を続けながら行ないましょう。からだに力を入れて、呼吸を止めてしまうのはNG。時間をかけてゆっくりと息を吐《は》ききり、鼻からしぜんに吸うのがポイントです。

アロマグッズで香りを楽しんだり、照明を暗くしたりするのも、リラクゼーション効果を高めるよい方法です。

ポイント5

ゆがみの原因となる習慣・クセに注意！

美腰をキープするためにゆがみの原因を見直して

生活スタイルや環境にも気配りが不可欠

からだのゆがみの原因は、生活環境や毎日の習慣・クセにひそんでいるもの。美腰をキープするためには、日ごろの習慣や環境にも気を配ることが大切です。

つぎのページにあげた習慣・クセのうち、あなたにあてはまるものをチェックしてみましょう。多ければ多いほど、からだがゆがみやすい生活を送っているといえます。

からだの一部に負担をかけるようなクセや習慣は、筋肉のバランスを悪くします。また、生活リズムや食生活の乱れは、内臓や自《じ》律神経《りっしんけい》（意志とは無関係に血管や内臓の働きをコントロールしている神経）の働きを弱らせ、姿勢の悪さにつながります。

生活習慣や環境を見直してみることは、美しい体型をいつまでもキープするために必要不可欠なのです。

毎日の行動であなたのゆがみをチェック!

つぎの項目であてはまる数が多いほど、骨盤《こつばん》がゆがみやすいといえます。ゆがみを招く環境・クセには日ごろから注意しましょう。

●ゆがみの原因となる生活習慣・クセ

- 運動不足ぎみである
- からだの片側をひんぱんに使うスポーツ(テニス、ゴルフ、卓球など)が好き
- パソコンをよく使う
- 長時間同じ姿勢で仕事をしていることが多い
- 不規則な生活をしている
- ついつい食べすぎてしまう
- 片側の奥歯でばかり、ものをかんでいる
- 立っているときは、片方の足に重心をかけていることが多い
- ほおづえをよくつく
- 寝るときは横向きやうつぶせが多い
- いすに座るときに足を組むことが多い
- バッグを片側の肩にばかりかけている
- 人間関係などでストレスが多い

ポイント6

キレイにやせるための食生活のコツ

美腰メイクなら食べながらやせられる！

きちんと食べてこそ「美」はつくられる

腰回しダイエットのいいところは、ふつうに食べながらやせられる点です。教室の生徒さんにも、「いままでどおり食べてください」と、かならずいうようにしています。

食べないダイエットで栄養がかたよると、肌のツヤもなくなり、体調もくずしがち。リバウンドで、かえって太ってしまった経験がある人も多いのではないでしょうか。

腰回しで筋肉がほぐれると、代謝がアップするので、食べても太りにくいからだになるのです。

甘いものだって、無理にがまんしなくてOK！　洋菓子は卵、牛乳、バターなどを使っていてカロリーが高いので、オススメは和菓子です。とくにアズキは利尿《りにょう》作用（尿の出を促す働き）があり、代謝をアップさせるので、適度に食べてもだいじょうぶですよ。

わたしが食生活で心がけていること

わたし自身も、毎日きっちり食べながら、スタイルをキープするために、つぎのようなことを心がけています。

- 起きたらまず水を飲む。腸が活性化して、便秘を防いでくれます。
- ヨーグルトや納豆などの発酵《はっこう》食品をすすんでとる。腸を活性化させます。
- 鍋ものはカロリーをおさえられるのでオススメ。食べたあとは、残りのスープにゼラチンを入れて、煮こごり風に。コラーゲン効果で肌もキレイになります！
- 甘いものの代わりに、果物をおやつに。ビタミンや食物繊維もとれて、おなかも満足できます。
- ごはんを玄米食（雑穀米）にする。ダイエットに必須《ひっす》の栄養素であるミネラルが補給できて、炭水化物の吸収量も抑えられます。
- ジャンクフードは高カロリーで栄養価が低く、太りやすいだけでなく、生活習慣病の原因にもなります。食べやすいために暴食の危険もあるので、はじめから買わないことが賢明。

●おつきあいで食事をするときは、限度をこえない範囲で楽しみ、つぎの日に食事量をへらすなどして調整。体重がふえたら、2日以内に調整すればいいと考えて、自分を責めないことが大切！

みなさんも、食生活の参考にしてみてくださいね。

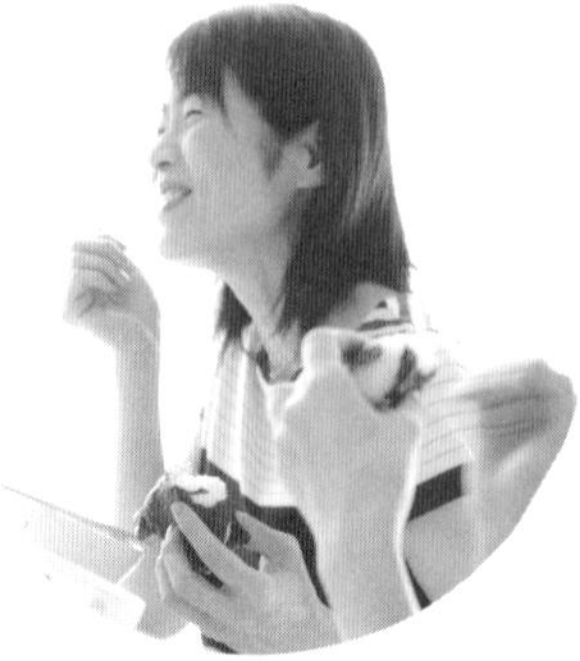

PART 4

部位別エクササイズ
気になる部分を集中ケア！

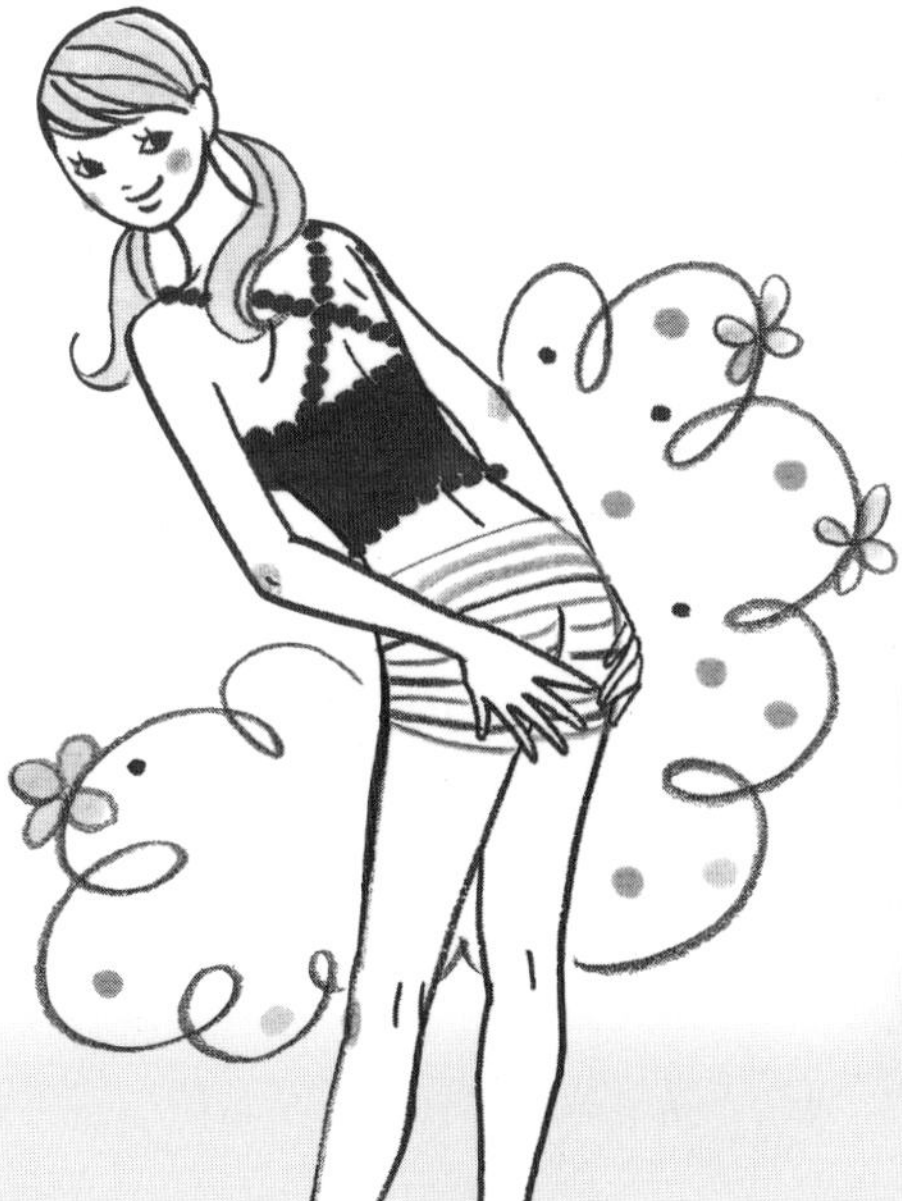

足首

足首をキュッと引き締める

美《び》脚《きゃく》が手に入りスカート姿に自信が生まれる

足の冷えやむくみも解消

足首を引き締めるためには、ポーズをとったまま数秒間キープするエクササイズが効果的です。かかとを上げ下げすると、おなかやお尻《しり》の筋肉も使うので、下半身全体のシェイプアップにもなります。足首を動かす運動は、血行を促進するので、足の冷えやむくみが気になる人にもおすすめです。

◆足首エクササイズ1

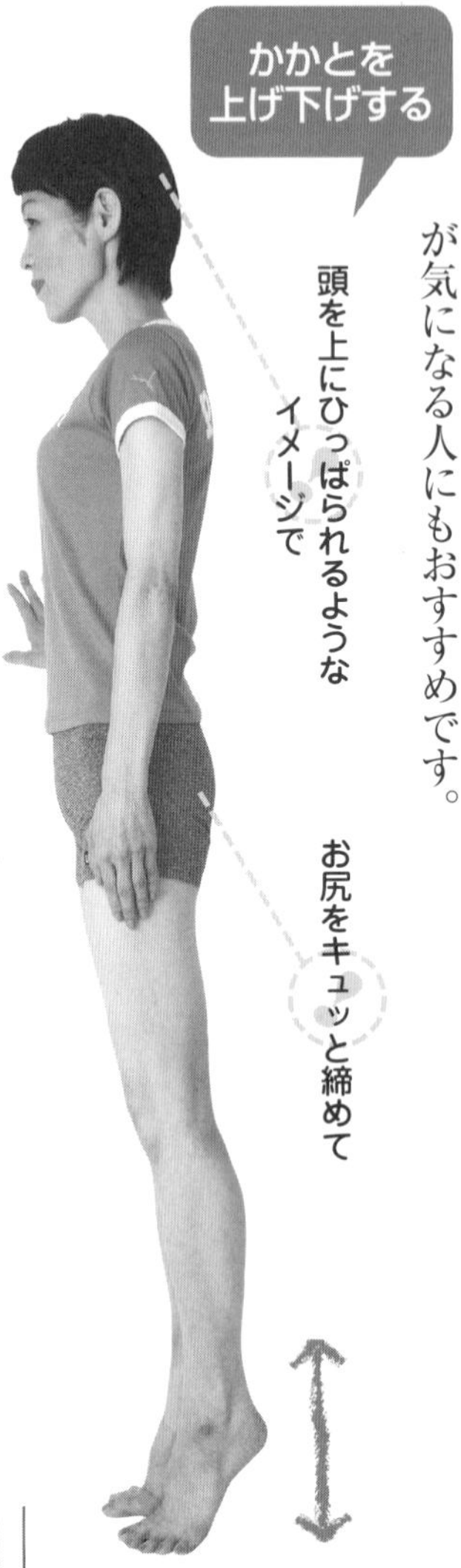
かかとを上げ下げする
頭を上にひっぱられるようなイメージで
お尻をキュッと締めて

1

①足をそろえて立ち、壁に片手をつく。
②ゆっくりとかかとを上げて、10秒ほどキープ。
③ゆっくりとかかとを下げる。上げ下げを3回ほどくりかえす。バレリーナの気分で！

◆足首エクササイズ2

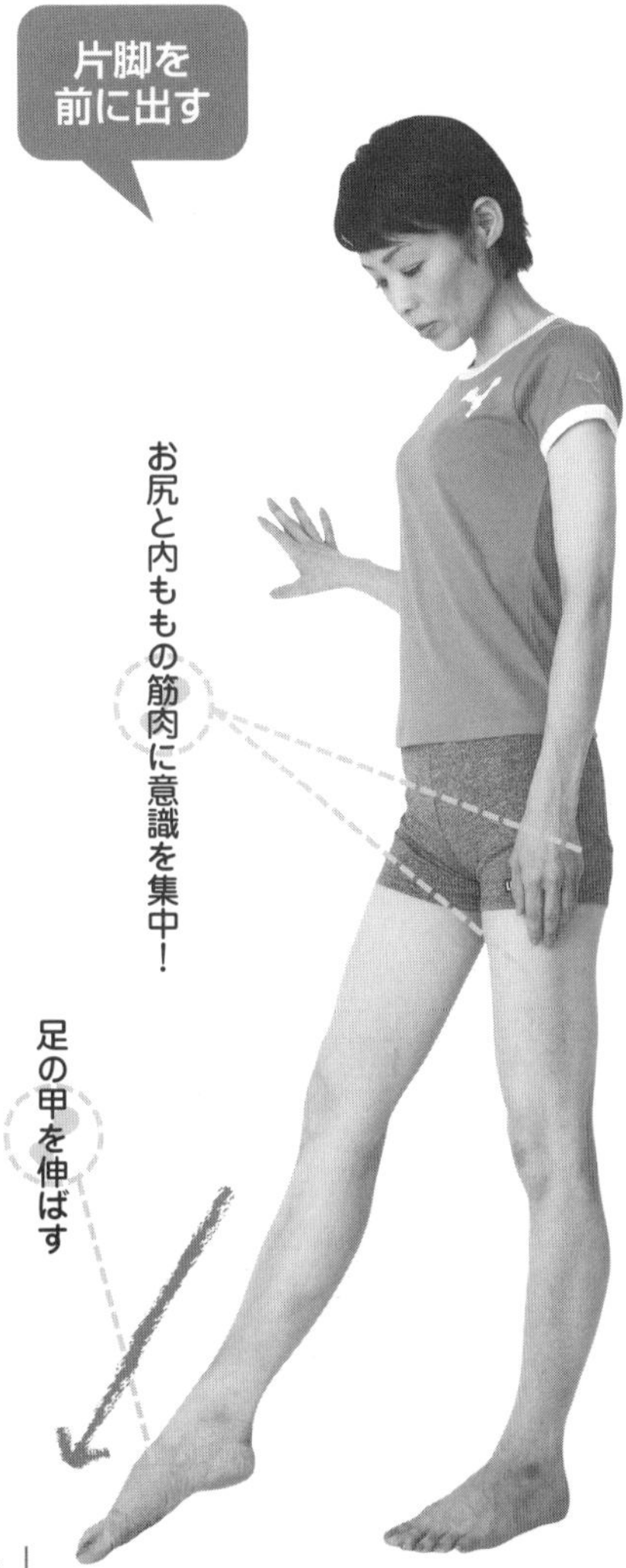
片脚を
前に出す
お尻と内ももの筋肉に意識を集中！
足の甲を伸ばす

1

①足をそろえて立ち、壁に片手をつく。軽く胸をはって。
②片脚を前に出して、ひざと足の甲を伸ばし、5秒ほどキープ。

反対側も
同じように

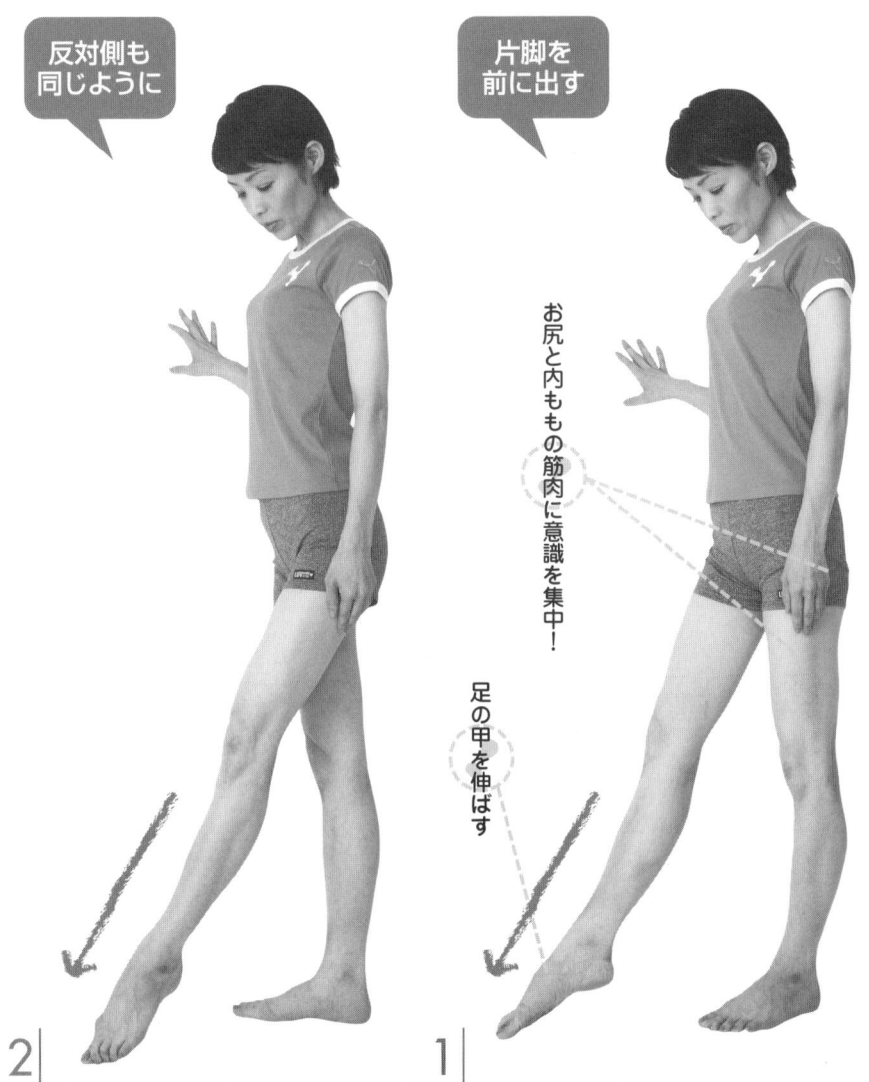

2

①1で前に出した脚をもとの位置に戻し、反対側の脚も同じように行なう。左右それぞれ5回ほど行なう。

太もも

太ももをスッキリ細くする

細身のパンツが似合う引き締まった太ももに！

股関節をほぐしてリンパの流れを促進

ふだんあまり使われない太ももの前側、裏側を刺激していきます。太ももにたまった老廃物《ろうはいぶつ》が排出され、むくみが解消します。骨盤《こつばん》を支える股関節《こかんせつ》もほぐれるので、骨盤のゆがみ直しにも効果的。太ももの前面にある、ツボの道すじである経絡《けいらく》「胃経《いけい》」も刺激するので、つい食べ過ぎてしまう人にもおすすめです。

◆太ももエクササイズ

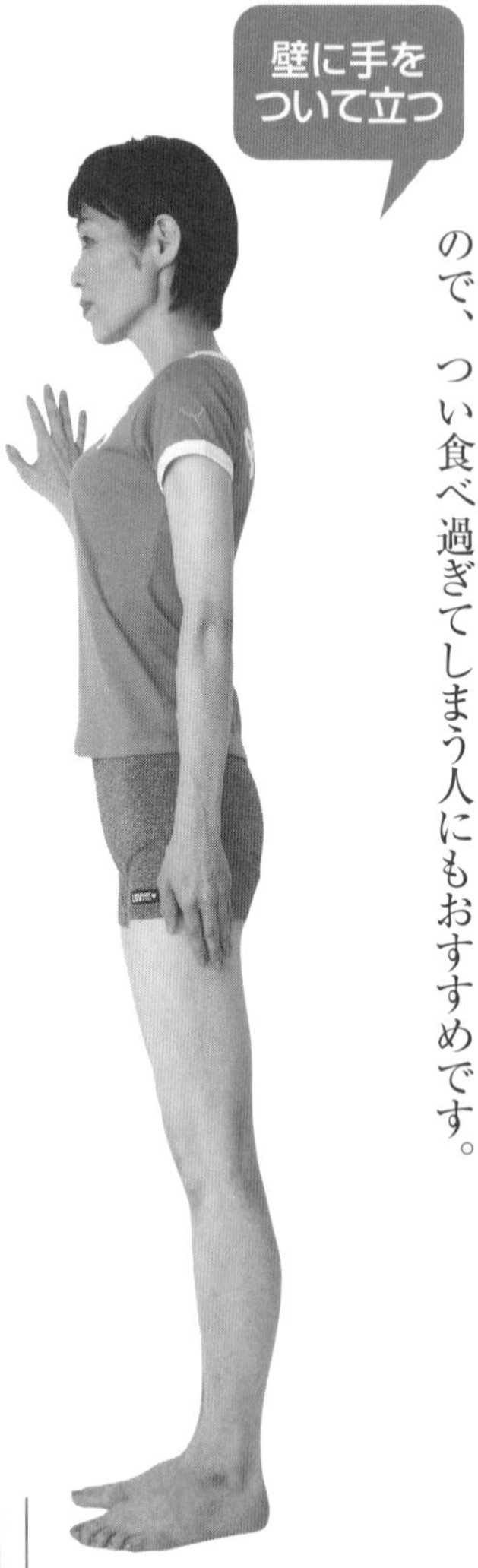

1

①足をそろえて立ち、壁に片手をつく。

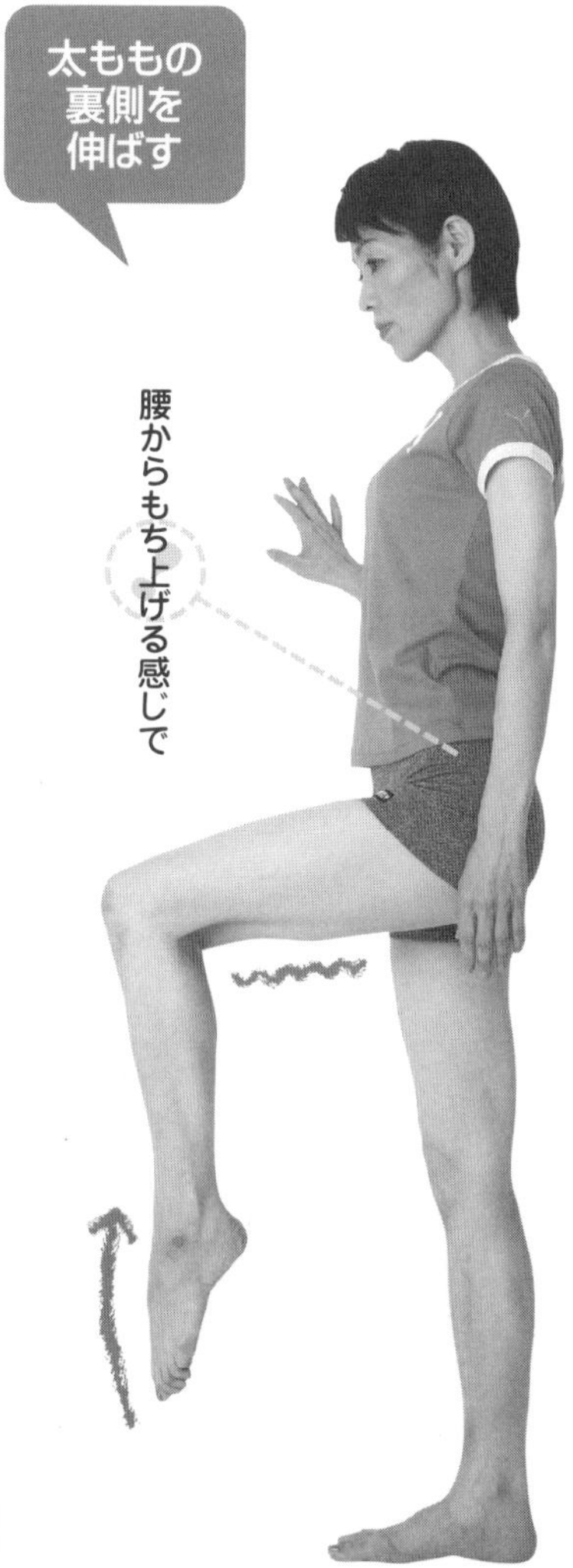
太ももの
裏側を
伸ばす
腰からもち上げる感じで

2

①片脚のひざを曲げ、ゆっくりと高く引き上げる。
②太ももの裏側が伸びていることを意識して、10秒ほどキープ。

太ももの
前面を
伸ばす

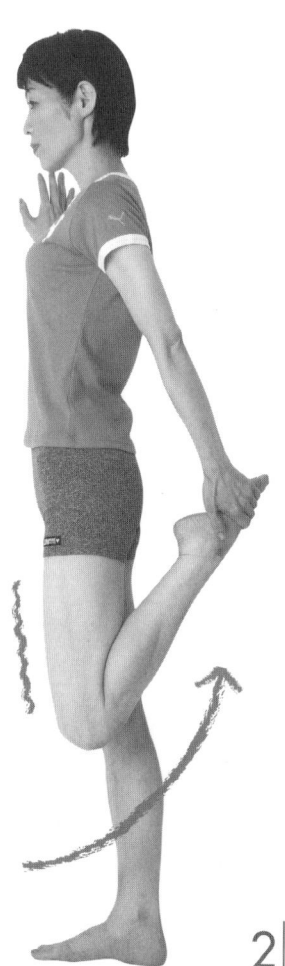

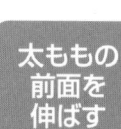

3

①片脚を後ろに曲げ、手でつま先をもつ。
②太ももの前面が伸びていることを意識して、10秒ほどキープ。
③１～３を３回ほどくりかえす。反対側の脚も同様に行なう。

脚全体

脚全体のラインをキレイに整える

むくみを解消してあこがれの美脚を手に入れる

✿血行を促進し脚の疲れもとりのぞく

股関節、骨盤、腰椎《ようつい》（腰の部分の背骨）のゆがみを調整します。

脚全体の血行を促進するので、ふくらはぎ、太もも、お尻と、脚全体のラインがキレイになる効果があります。

また、疲れの原因物質である乳酸《にゅうさん》などの老廃物の排出を促すので、脚の疲れやむくみも解消できます。

◆脚全体のエクササイズ1

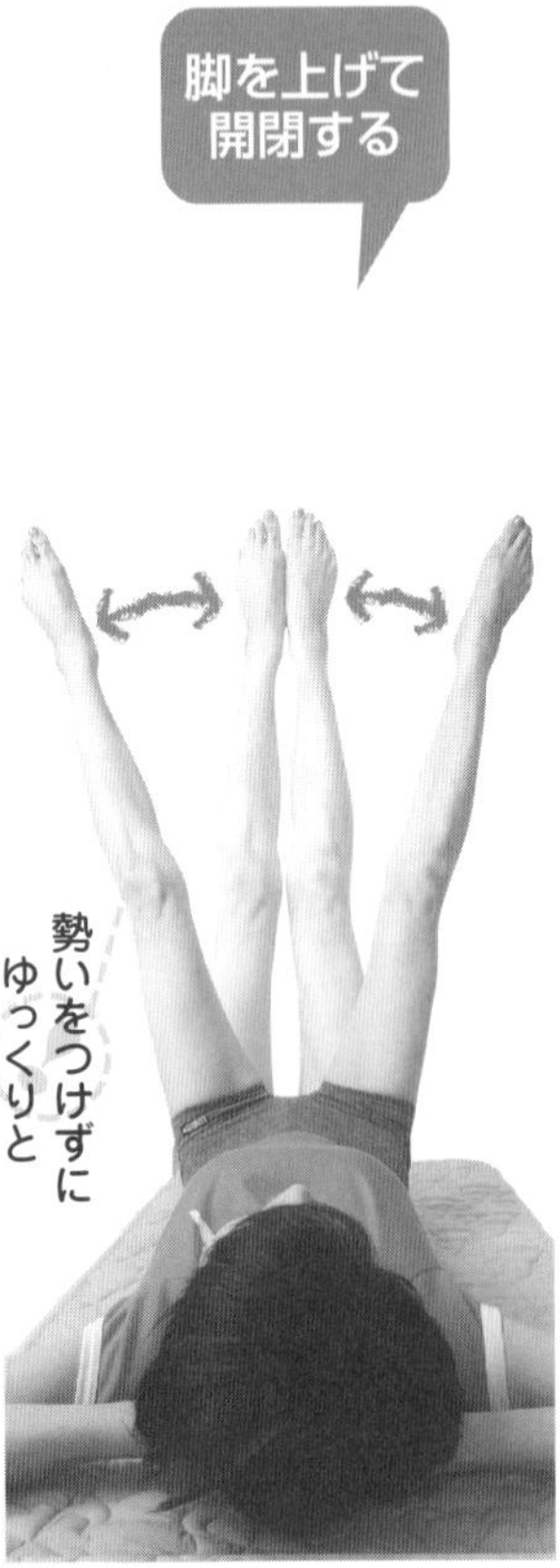
脚を上げて開閉する
勢いをつけずにゆっくりと

1

①あお向けになって、両手は頭の下で組む。
②両脚をそろえて垂直に上げる。
③脚を上げたまま開閉する。①～③を3回ほどくりかえす。

◆脚全体のエクササイズ2

あお向けになる

1

①あお向けになって、両脚をそろえる。両手は力をぬき、からだの横にそえる。

片脚を上げる

2

①片脚をまっすぐ上へ上げる。ふくらはぎと太ももの筋肉に意識を集中して。

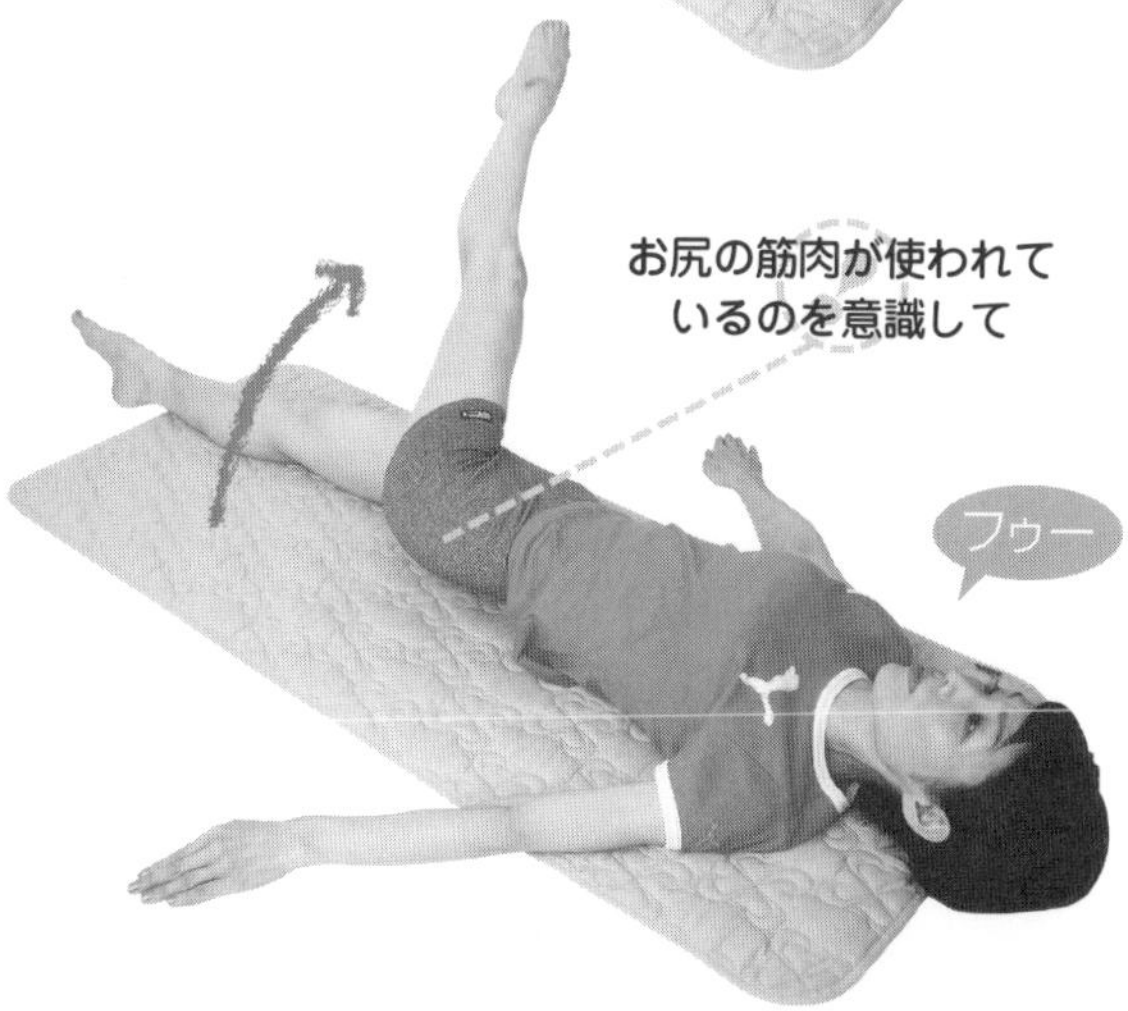
お尻の筋肉が使われて
いるのを意識して
フゥー

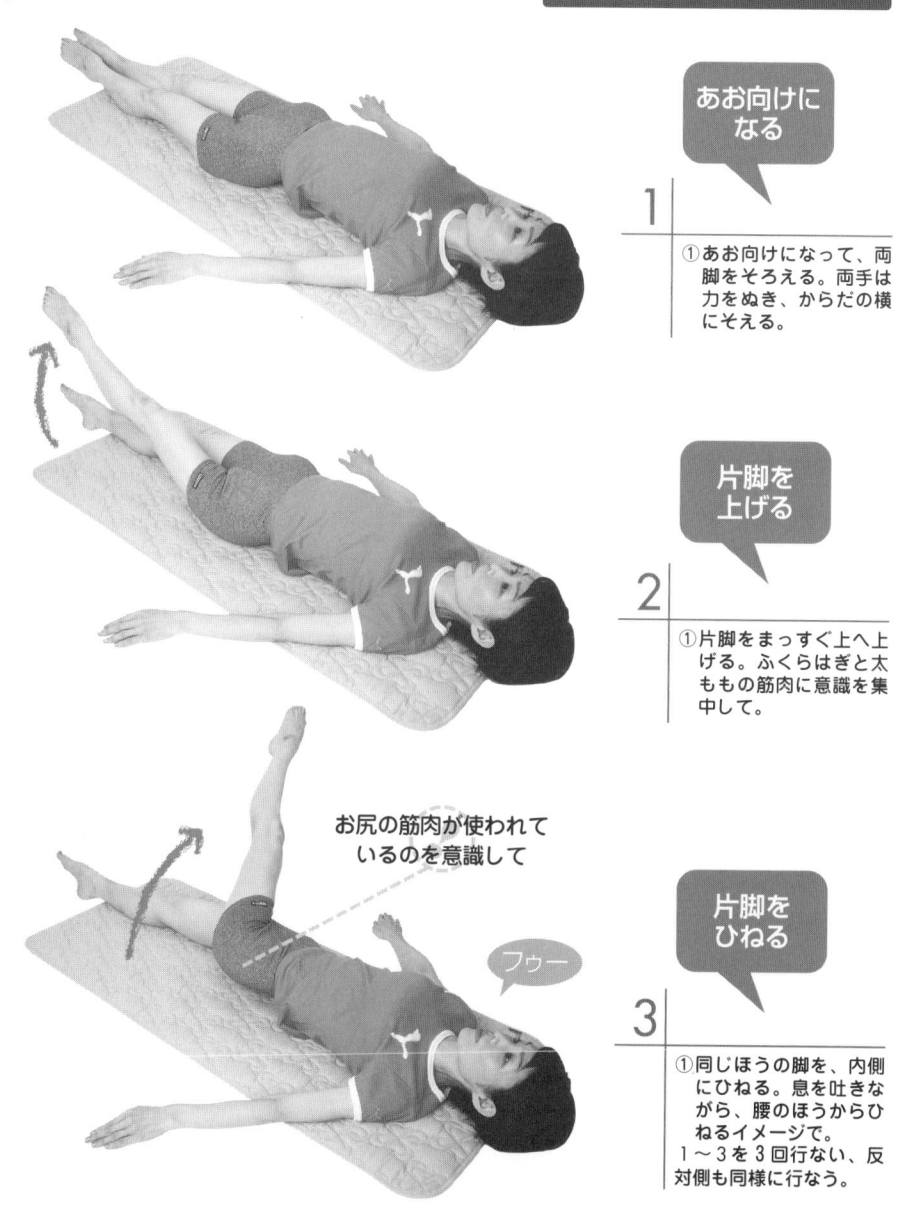

片脚をひねる

3

①同じほうの脚を、内側にひねる。息を吐きながら、腰のほうからひねるイメージで。
1～3を3回行ない、反対側も同様に行なう。

※仕上げに、骨盤を調整するポーズ（32ページの1～2）をしてください。

O脚・X脚

O脚・X脚を直して美脚を手に入れる

股関節のゆがみを直して、まっすぐな脚に

ひざとすねの骨のねじれが直る

O脚・X脚は、股関節のゆがみが大きな原因。股関節がゆがむと、そこにつながる大腿骨《だいたいこつ》（太ももの骨）もゆがんで、ひざやすねの骨にもねじれが生じるのです。

ここでは、股関節のゆがみを調整し、脚の内側の内転筋《ないてんきん》を鍛えて、ひざとすねのゆがみを同時に直していきましょう。

◆X脚に効くエクササイズ

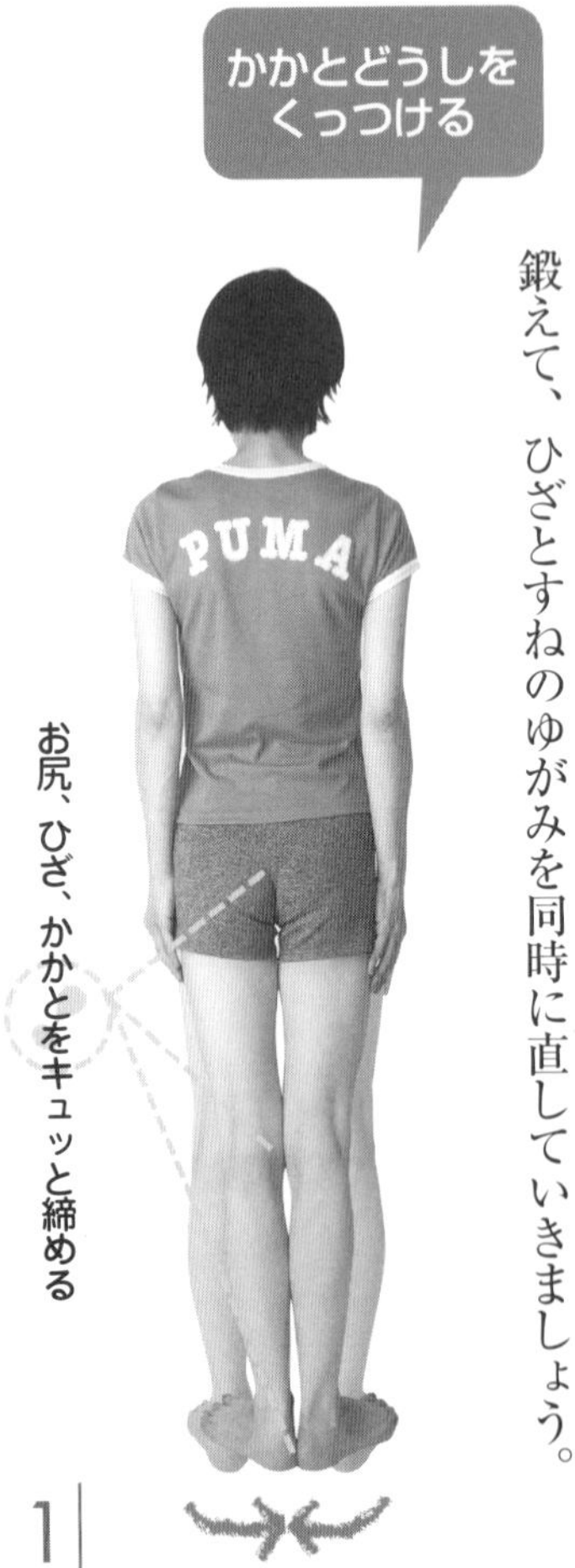
かかとどうしをくっつける
お尻、ひざ、かかとをキュッと締める

1

①足を肩幅に開き、両足を平行にして立つ。
②両つま先を軸にして、両足のかかとをつける。太もも、ひざ、ふくらはぎの内側がくっつくように意識する。
③①と②を10回ほどくりかえす。最後にお尻を締め、下腹に力を入れて背すじを伸ばす。

◆O脚に効くエクササイズ

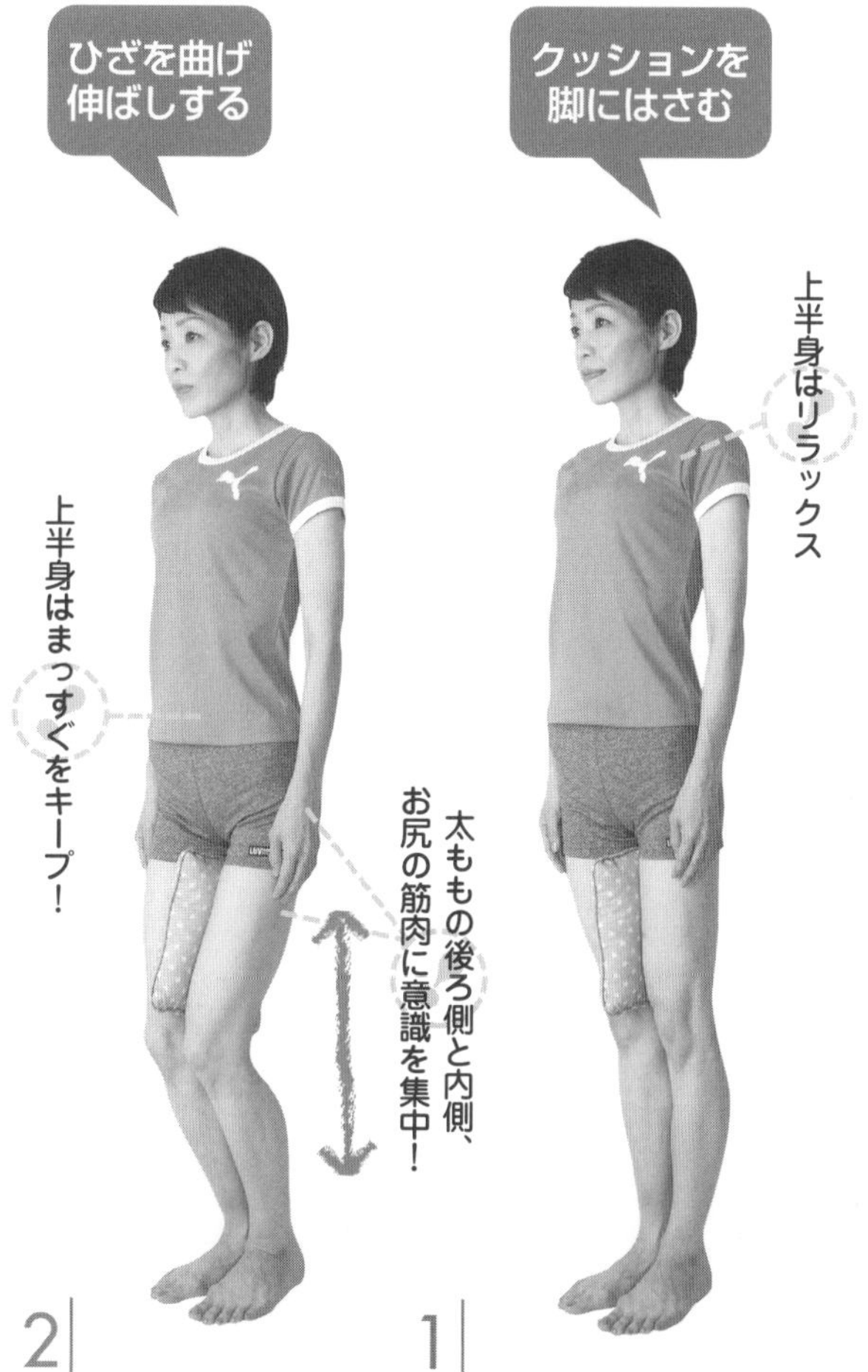
クッションを脚にはさむ
上半身はリラックス
ひざを曲げ伸ばしする
上半身はまっすぐをキープ！
太ももの後ろ側と内側、お尻の筋肉に意識を集中！

1

①クッションを太ももではさむ。クッションは、ひざの上から脚のつけ根まであたるように。
②内ももに力を入れ、両ひざをくっつけてクッションを押しつぶす。お尻を引き締め、10秒ほどキープ。
③その後、力をゆるめる。

2

①クッションをはさんだまま、内ももに力を入れ、ゆっくりとひざを曲げる。
②ひざを曲げたまま、クッションを押しつぶして、10秒ほどキープ。
③ひざの力をゆるめて、ひざをゆっくりと伸ばす。
④①～③を2回くりかえす。

クッションは体型に合うものを

エクササイズの効果を上げるには、自分の体型に合ったクッションを選ぶことも大切。

自分の脚の間隔や長さに合わせて、大きさや厚みの違うクッションをいろいろ試してみるとよいでしょう。

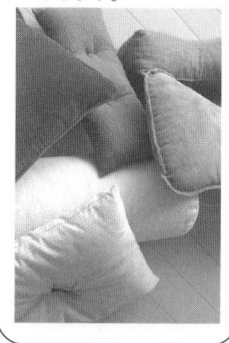

バスト

上向きバストを手に入れる

バストをボリュームアップしてメリハリボディに！

肩甲骨の動きがポイントに

ツンと上を向いたバストは、女性らしさの象徴です。バストの筋肉を支えているのは、意外にも肩甲骨《けんこうこつ》。ここでは、肩甲骨をほぐしながら、大胸筋《だいきょうきん》も伸ばしてバストアップをめざしましょう。きれいな姿勢も保ちやすくなり、肩こりも解消されるので、仕事や家事の合間に行なうとよいでしょう。

◆バストアップ・エクササイズ

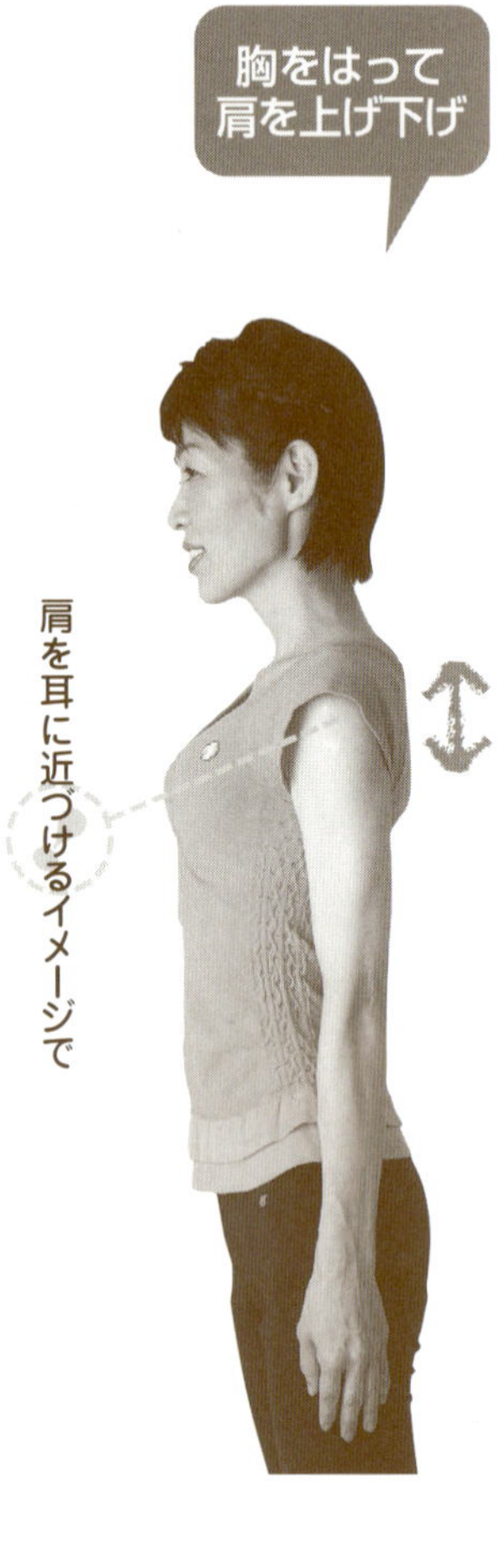
胸をはって
肩を上げ下げ
肩を耳に近づけるイメージで

1

①背すじを伸ばして、胸をはる。
②そのまま、肩を上げ下げする。

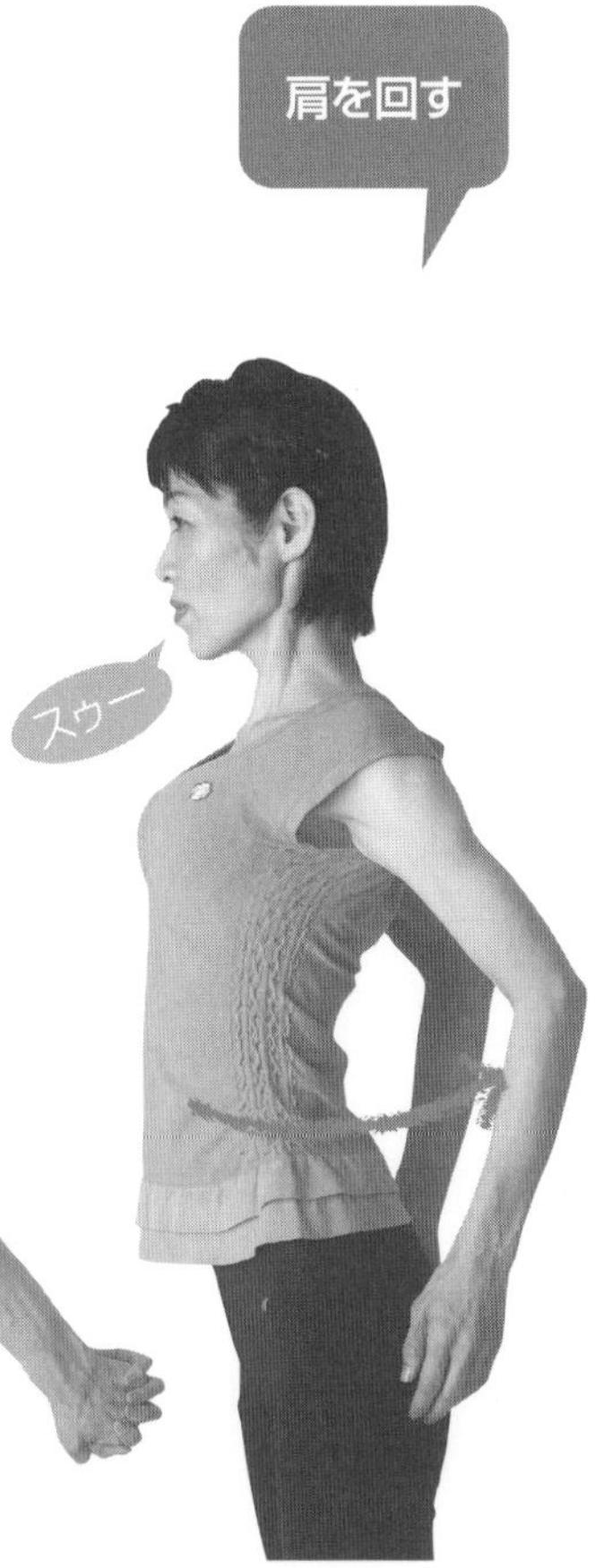
肩を回す
スゥー

①息を吸いながら肩をゆっくりと前から後ろに回す。

2

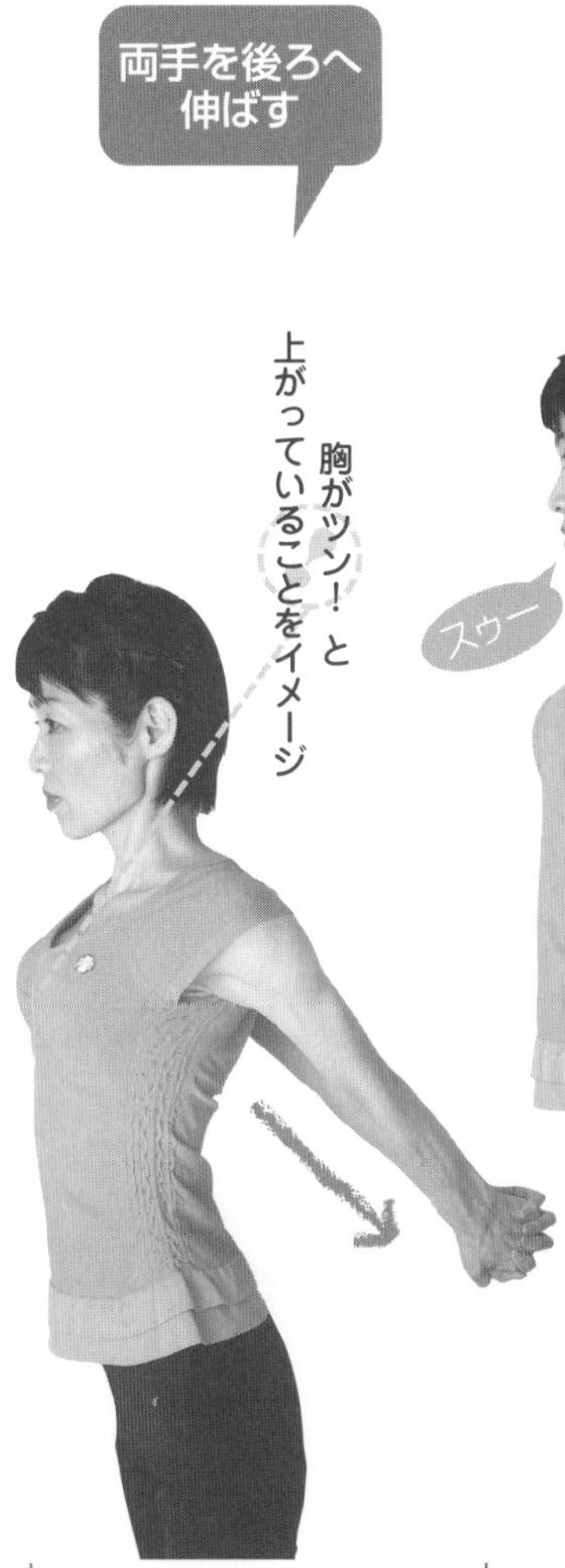
両手を後ろへ伸ばす
胸がツン！と上がっていることをイメージ

①両手を背中の後ろで組み、腕を伸ばす。
②胸と肩を気持ちよく伸ばして、10秒ほどキープ。

3

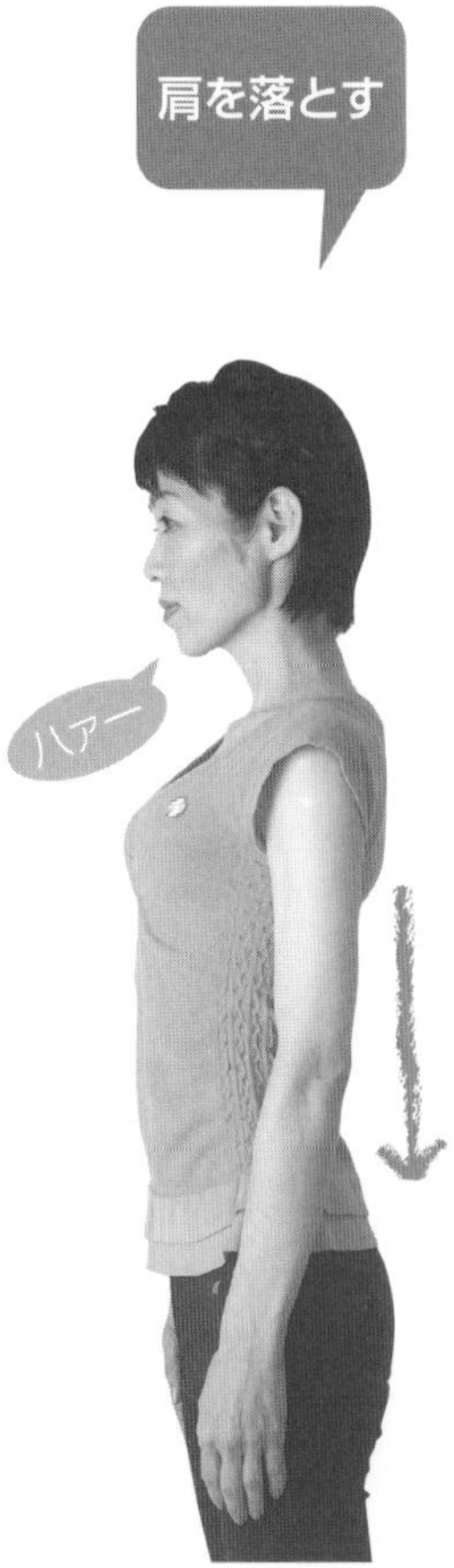
肩を落とす
ハアー

①息を吐きながら肩の力をぬいて、下へ落とす。
1～4を1セットとして、5回行なう。

4

おなかの肉をスッキリさせる

ぽっこりおなかとサヨナラし、ウエストのくびれをつくる

腹筋の力を強め、腰痛予防にも

ウエストのくびれをつくるには、おなかのわきにある腹斜《ふくしゃ》筋《きん》（37ページ参照）を鍛えることが効果的。

同時に脊椎《せきつい》のゆがみを調整する効果もあるので、よぶんな脂肪が燃焼され、おなかのたるみが解消されます。

よつんばいのポーズは、おなかの前面の筋肉と背筋《はいきん》の力を強める効果があります。

◆おなかエクササイズ1

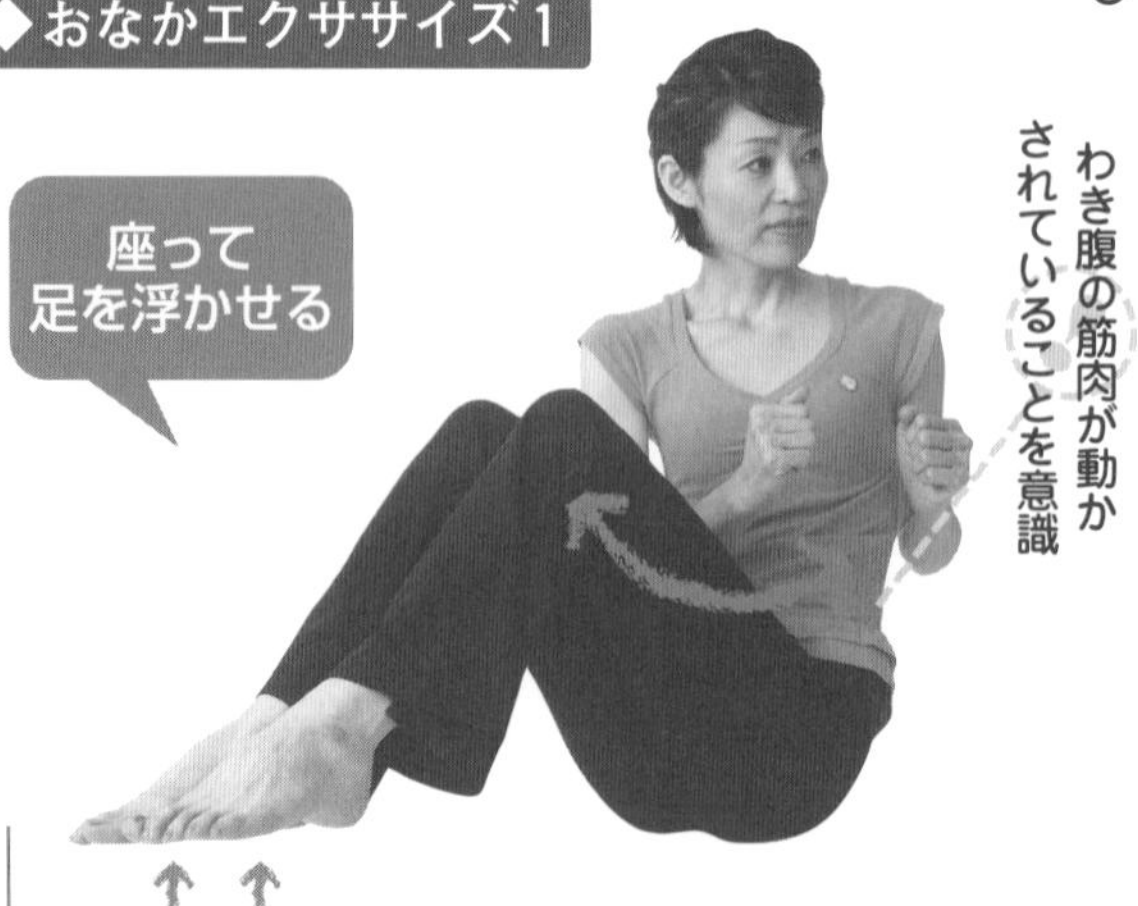
座って
足を浮かせる
わき腹の筋肉が動かされていることを意識

1

①ひざを曲げて座り、足をそろえる。手はおなかの前で軽くにぎる。
②そのまま足を浮かせる。余裕があれば、ぞうきんをしぼるように、上半身をゆっくりと左右にひねる。10往復ほどくりかえす。

◆おなかエクササイズ2

よつんばいになる

1

①足を腰幅に開き、よつんばいになる。

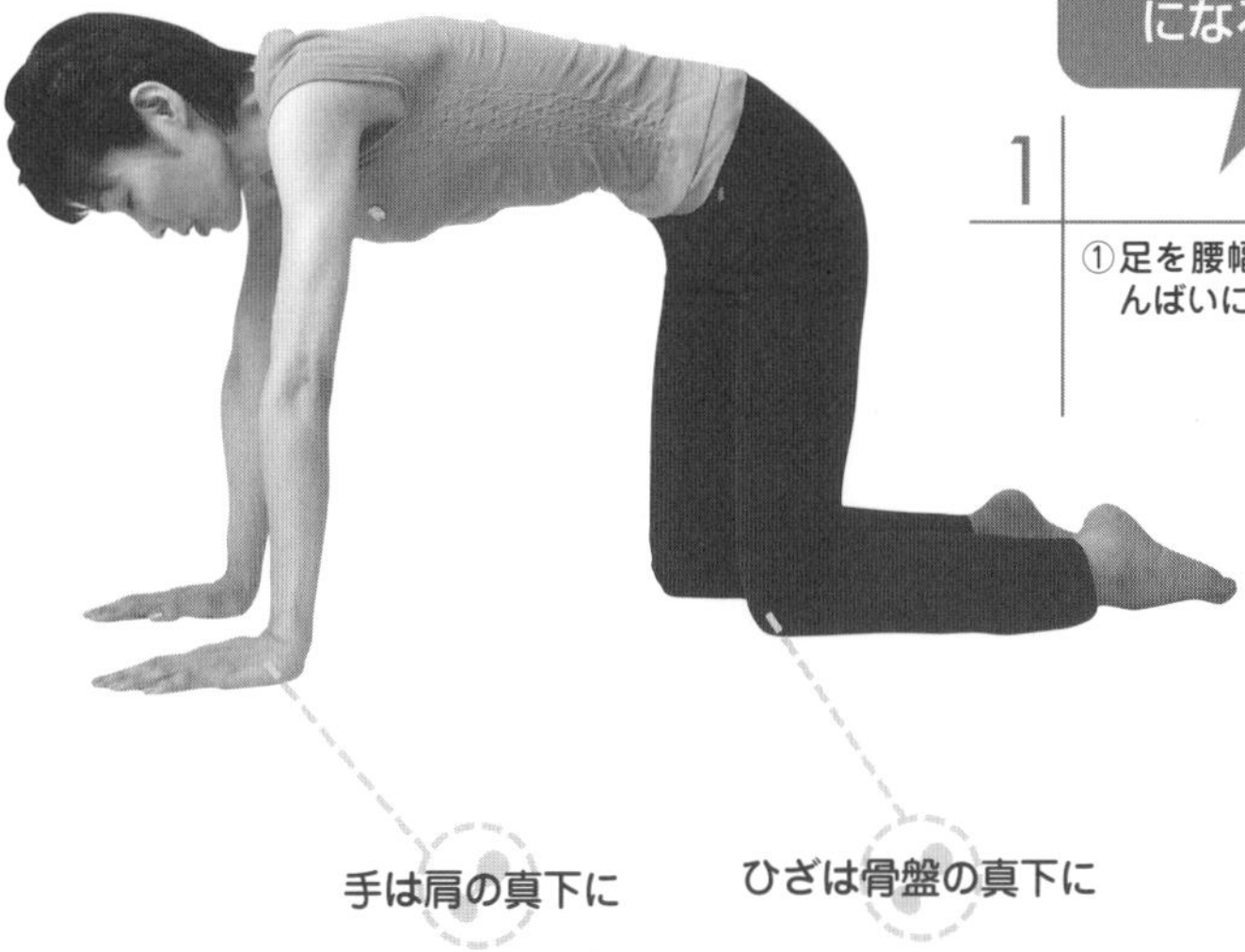
手は肩の真下に
ひざは骨盤の真下に

おなかを引き上げる

2

①息を吐きながら、おなかを上に引き上げるようにして、背中を丸める。1～2を1セットとして、5回行なう。

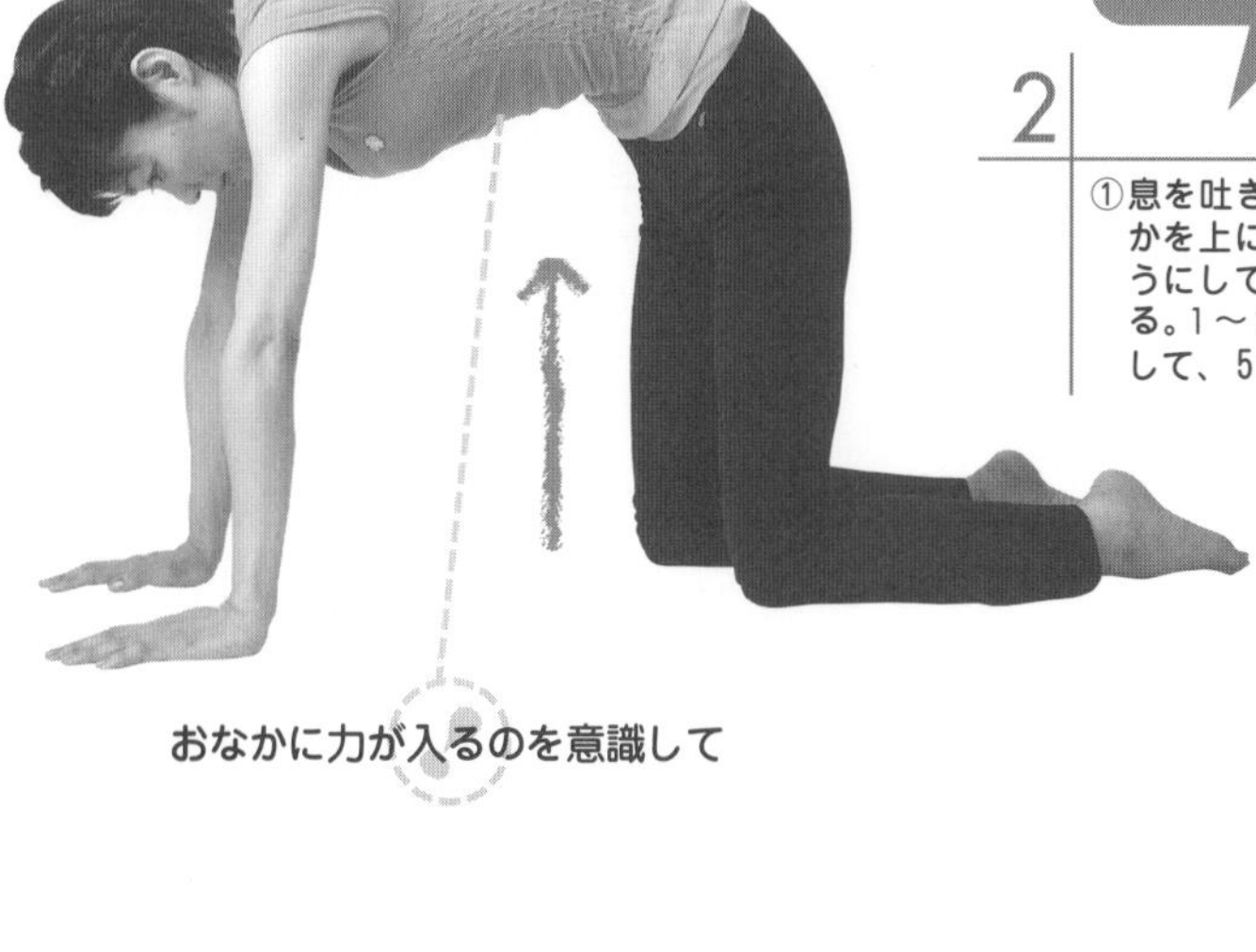
おなかに力が入るのを意識して

小尻

キュッと上がった「小尻」をつくる

垂れないお尻で若々しさをキープ！

✿ ヒップラインと太ももの境目をつくる

お尻《しり》と太ももの裏側の筋肉を鍛えて、キュッと上がった小尻をメイクしていきます。筋肉を伸ばして刺激をあたえると、お尻が引き締まり、ヒップラインと太ももの境目ができます。お尻の筋肉は、後ろから骨盤を支えているので、ここを鍛えることにより、骨盤が下がるのを防ぐこともできます。

◆小尻エクササイズ１

お尻を突き出して左右にふる

お尻の筋肉、腰、太ももの裏側が伸びているのを意識

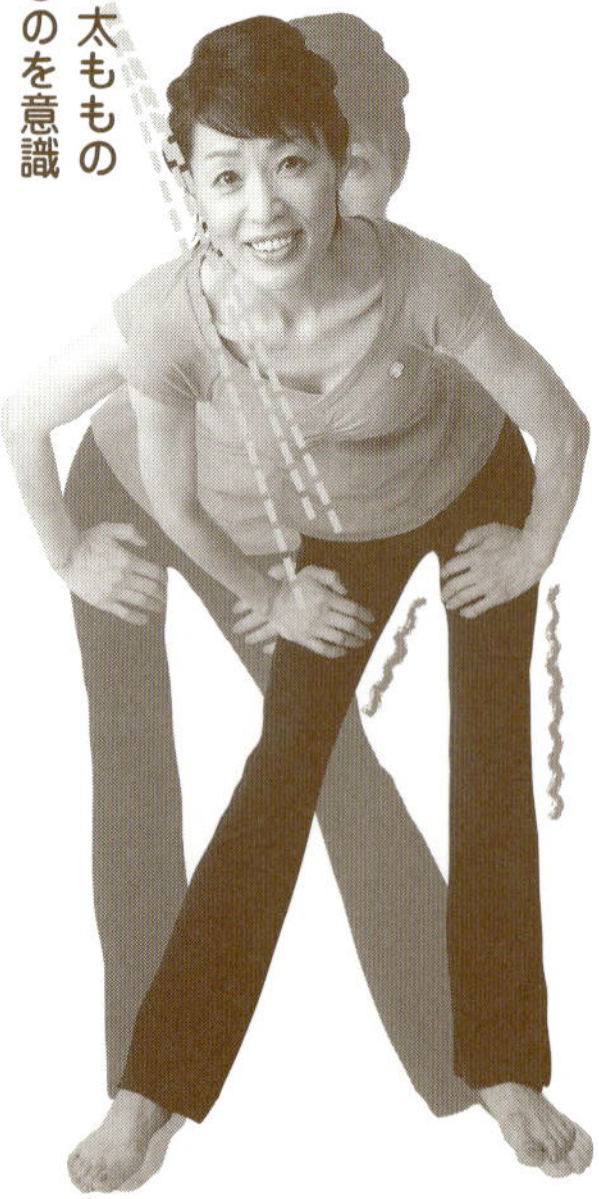

1

①足を肩幅より広く開き、両手を太ももにあてて、お尻を後ろに突き出す。
②お尻をゆっくりと左右にふる。ももの裏側と、お尻の側面が伸びていることを意識して、左右各３秒ほどキープ。左右を１セットとして、10回行なう。

◆小尻エクササイズ 2

お尻歩きで
前へ

1

①床に座り、脚をそろえて伸ばす。ひじを肩の高さまで上げ、手を軽くにぎる。
②お尻を交互に前に出すようにして、お尻歩きで10歩ほど前へ進む。

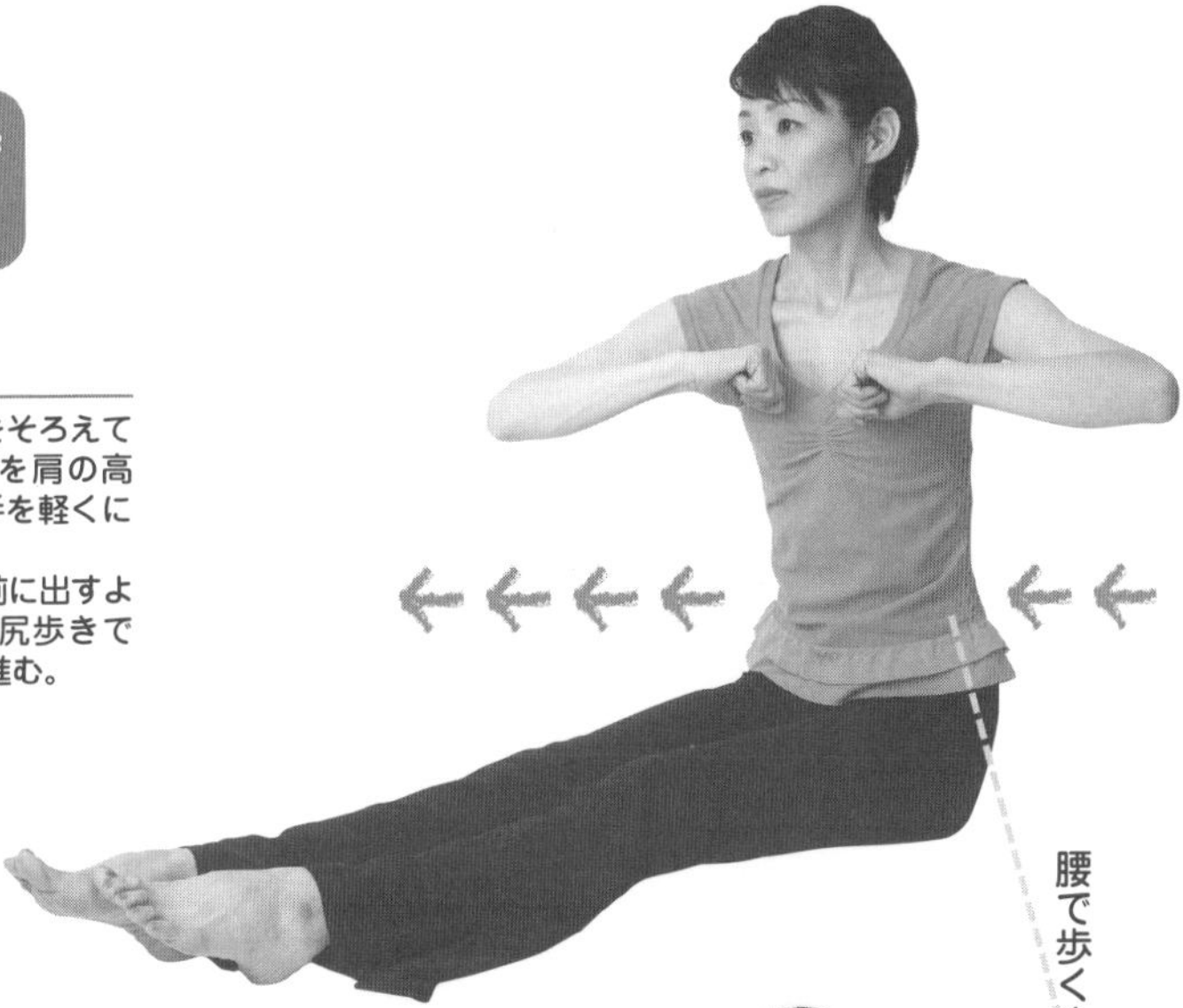

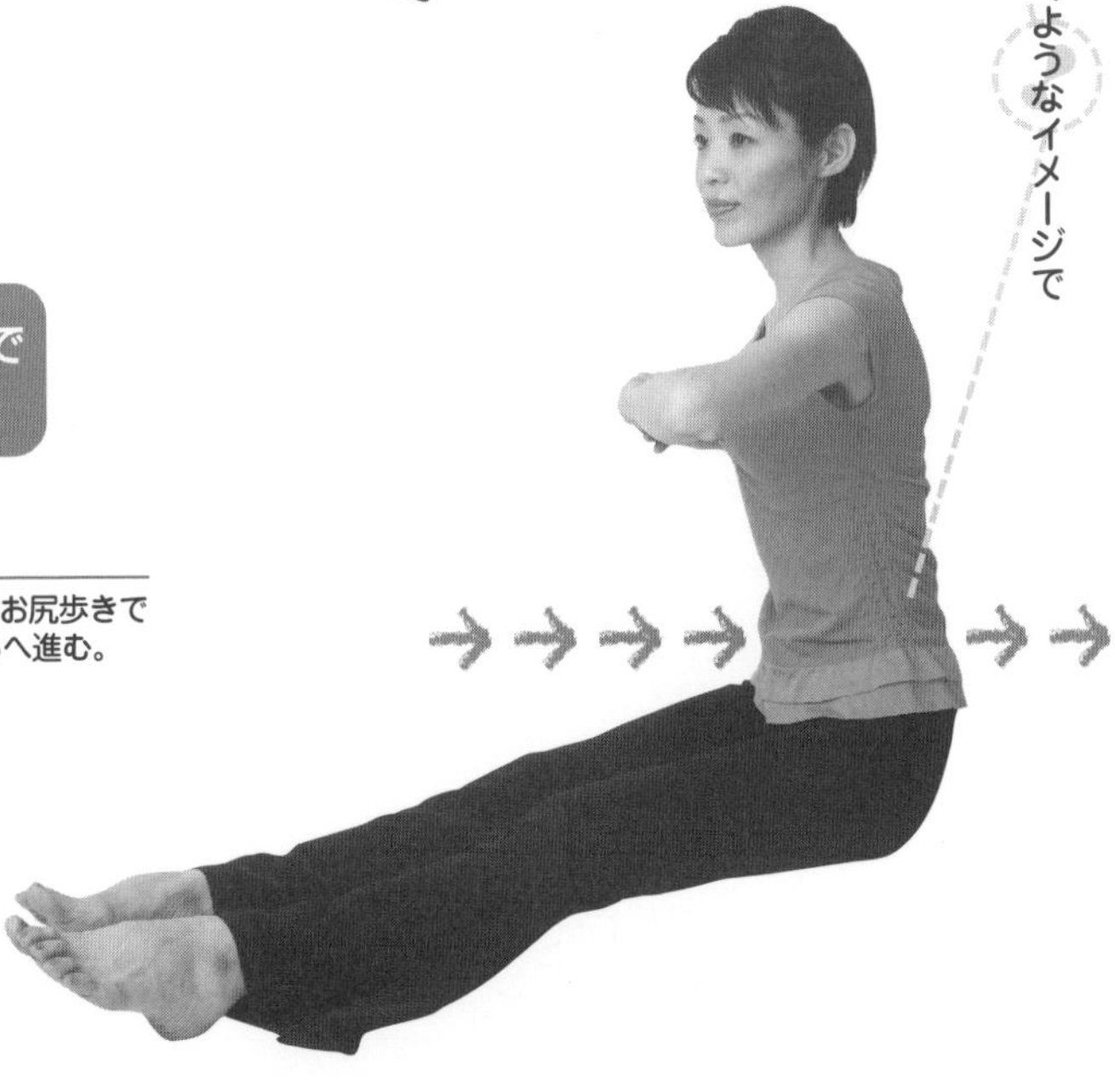

お尻歩きで
後ろへ

2

①同じように、お尻歩きで10歩ほど後ろへ進む。

◆小尻エクササイズ 3

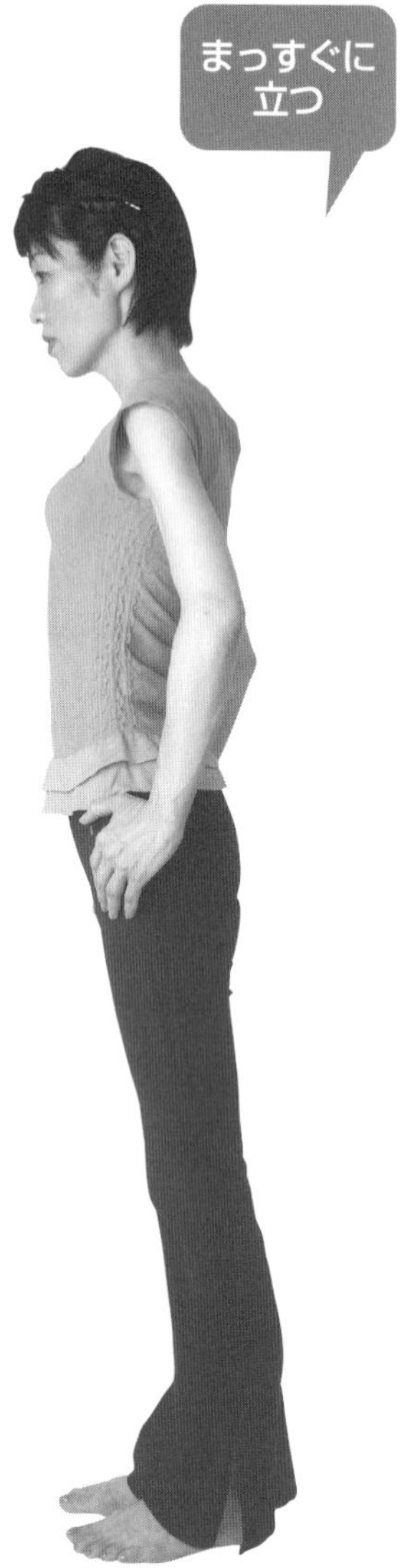
まっすぐに
立つ

1

①背すじを伸ばして立つ。手は軽く腰にそえる。壁に片手をついてもOK。

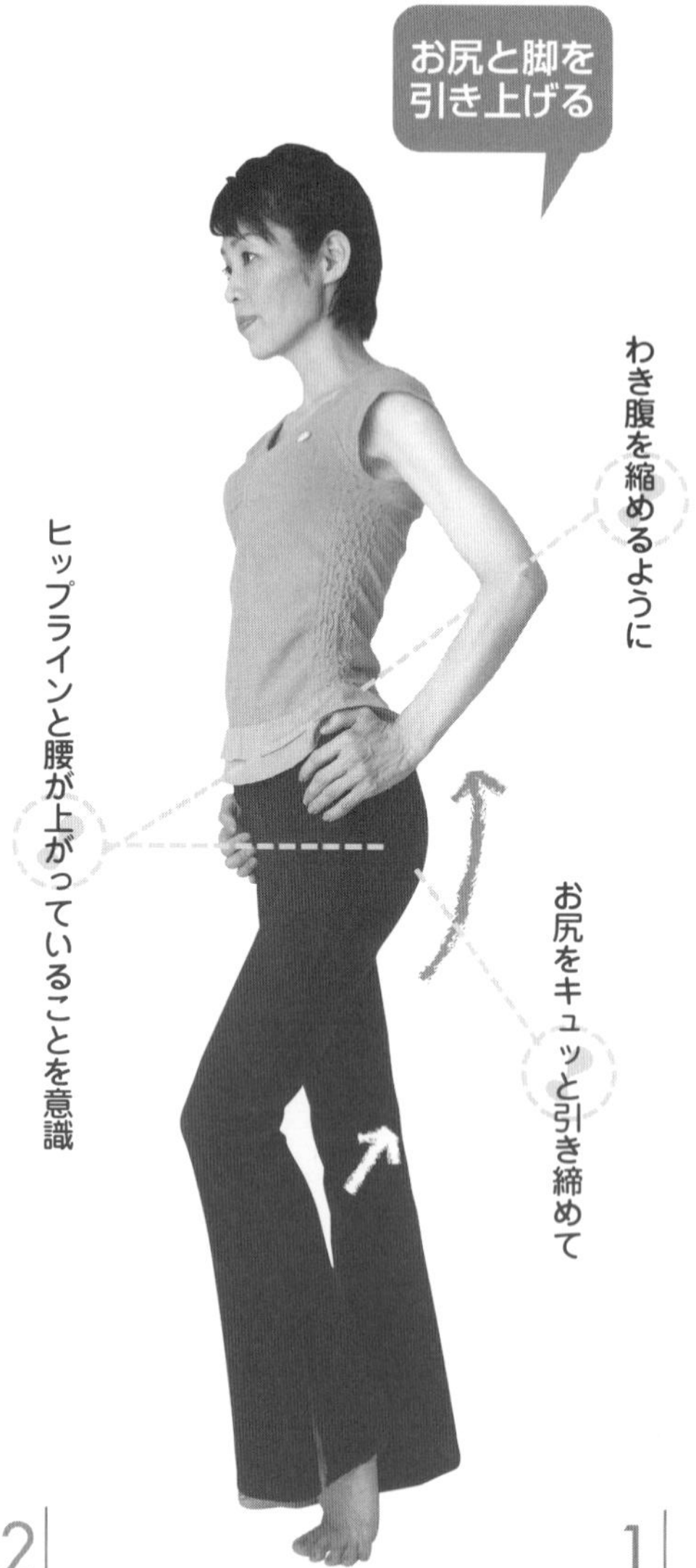
お尻と脚を
引き上げる
わき腹を縮めるように
ヒップラインと腰が上がっていることを意識
お尻をキュッと引き締めて

2

①左脚のひざを曲げ、左のわき腹を縮めるようにしてお尻を持ち上げる。
②もとにもどして、反対側の脚も同じように引き上げる。左右それぞれ 3 回ほど行なう。

● 衣裳協力：チャコット（p.21〜32、p.82〜88）
〒150-0041 東京都渋谷区神南 1-20-8 ☎03-3476-1311 http://www.chacott-jp.com

PART 5

やせた！健康になった！
6人のハッピー体験談

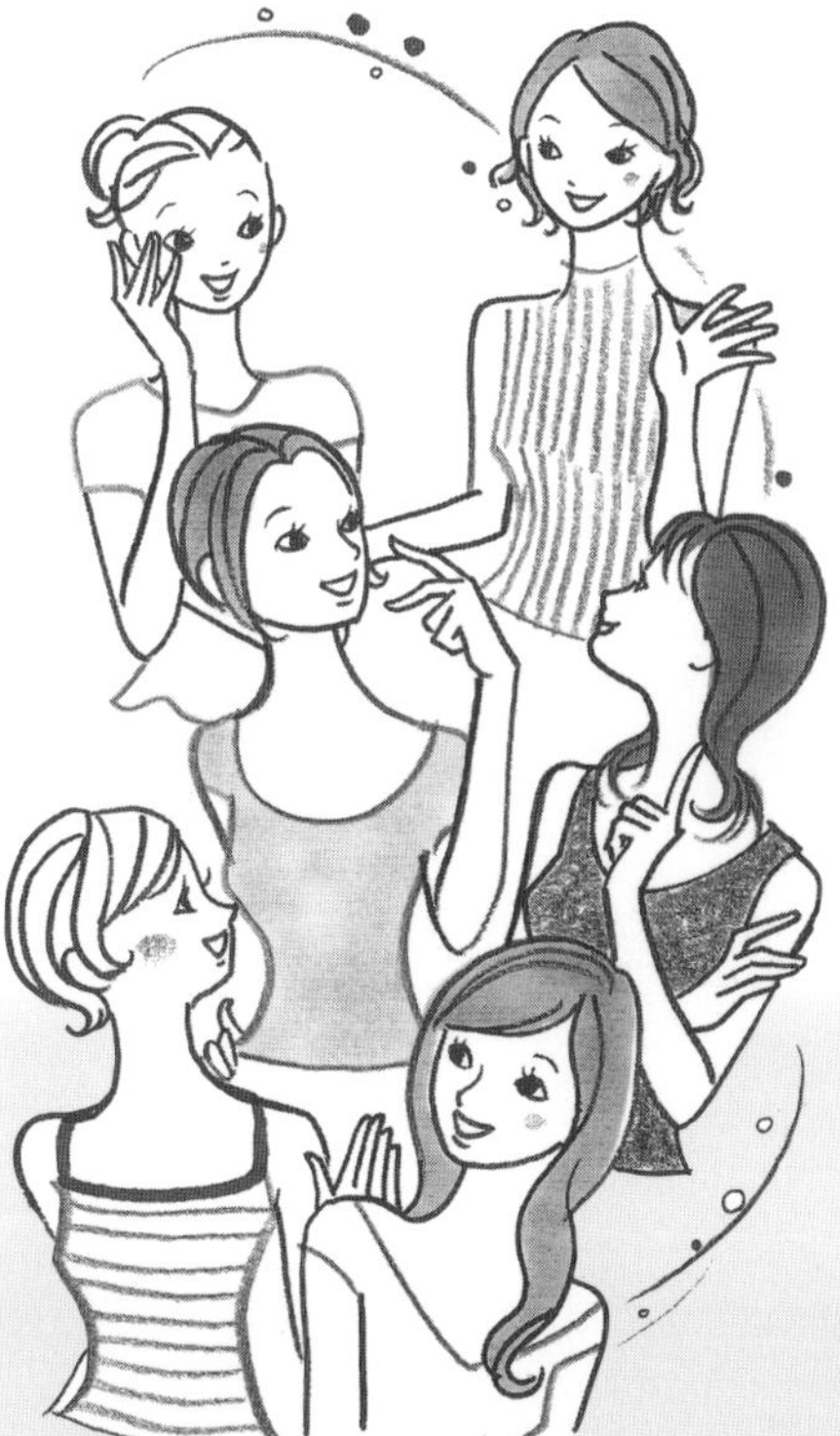

体験談1

ジーンズがゆるゆるになって、つらい生理痛や冷え性も改善！

H・Nさん
29歳

腰回しなら歯みがきをしながらでもできる

これまでもダイエットには興味があり、いろんな方法を試してきましたが、「年齢とともにやせにくくなってきたなあ」という実感があったんです。体型も下腹《したはら》が出てくるようになって、「なんとかしなくちゃ！」と、新しいダイエット方法を探していました。

インターネットで調べているうちに、最近、骨盤《こつばん》のゆがみを正すダイエットが注目されていることに気づき、関心をもつようになりました。そのとき、末吉先生の美《び》腰《こし》メイクの教室を知って、さっそく体験してみることにしたんです。

先生に初めてお会いしたときは、スタイルのよさに、とにかく驚きました。実際に腰回しをやってみると、とても簡単だったので、

「ほんとうにこれだけでやせられるのかな?」という気もしました。でも、激しいエクササイズは苦手だし、「これなら家でもできて、続けられそう」と思い、教室に申し込んでみることにしたんです。

それから週に1回は教室に通い、家でも1日2~3回は腰を回すようにしています。いつでも、どこでもできるので、歯みがきをしながら腰回しをしていることも多いんですよ。

●歯みがきをしながら腰を回すことも

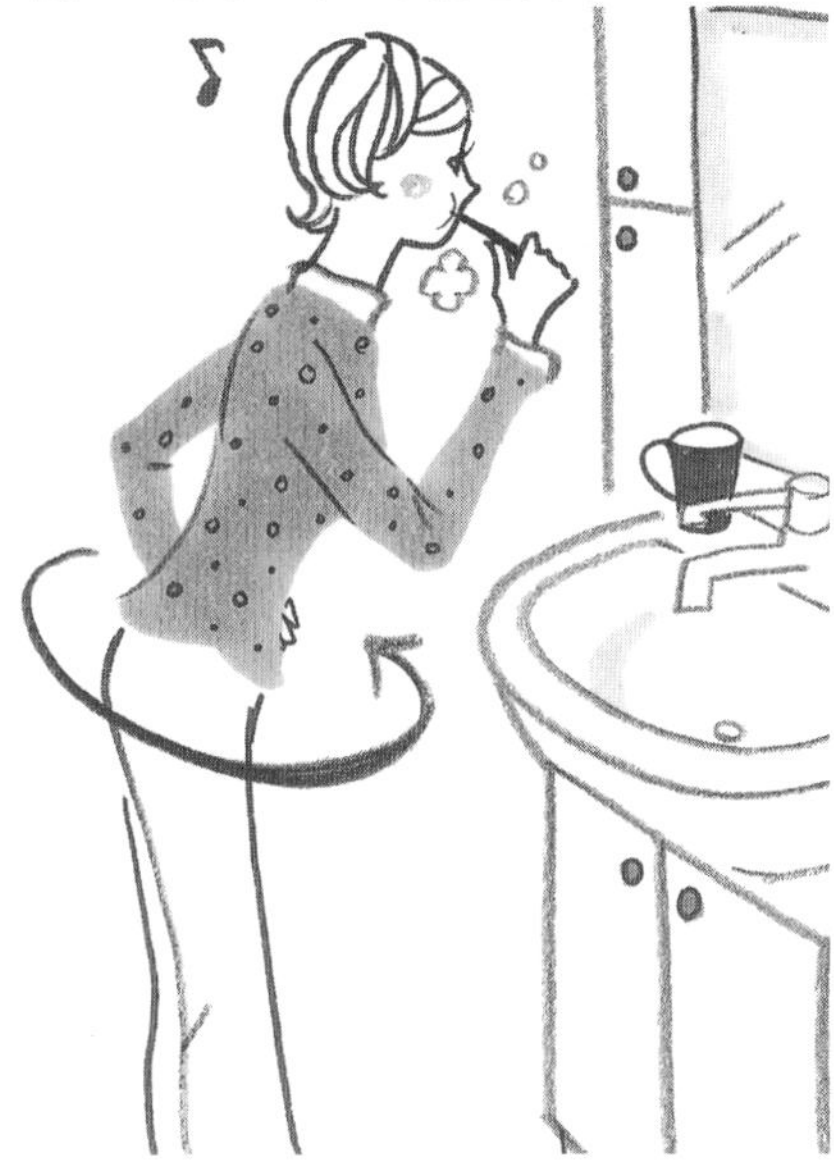

生理中の吐き気と痛みが軽減

最初はダイエットが目的ではじめた腰回しでしたが、3ヵ月ほどすると、生理痛が軽くなっていることに気づいたんです。

じつは20歳前後から生理痛がひどくなり、毎回吐《は》き気がして、何も食べられなくなるという状態でした。腰の痛みも激しく、痛み止めの薬を飲んで抑えるというつらい日々。

けれど、腰回しをするようになってから、不思議なことに、吐き気がまったくなくなったんです。痛み止めを飲む量もへり、ほんとうにからだが楽になりました。

同時に、レッグウォーマーが手放せないほどの冷え性も改善！　エアコンはすぐにからだが冷えるので、暑い夏でも苦手だったのですが、いまでは平気になりました。

腰痛や肩こりも、ずいぶん軽くなりましたね。以前は、座っていられないほど腰が痛いときや、肩がガチガチに固まってしまうほどツライときがあったのですが、もうそんな症状は起こらなくなりました。からだがやわらかくなり、血行がよくなっていることを実感しています！

ジーンズのウエストがゆるゆる、太もももスッキリ

もちろん、腰回しはダイエット効果も絶大。これまではいていたジーンズのウエストがゆるくなり、おなかの部分が、かなり細くなったんです。ふだん歩いているときも、姿勢を意識するようになっ

たせいか、背中についていたぜい肉もとれてきたように思います。

O脚にも悩んでいたのですが、O脚を改善するエクササイズをするようになって、ひざがくっつくようになってきました。ジーンズ姿もキレイに見えるようになりましたね。

末吉先生はからだに触れてアドバイスしてくれる

まだ美腰メイクをはじめて5ヵ月ですが、美腰メイクに出合えてほんとうによかったと思っています。

●O脚が改善してジーンズ姿がキレイに！

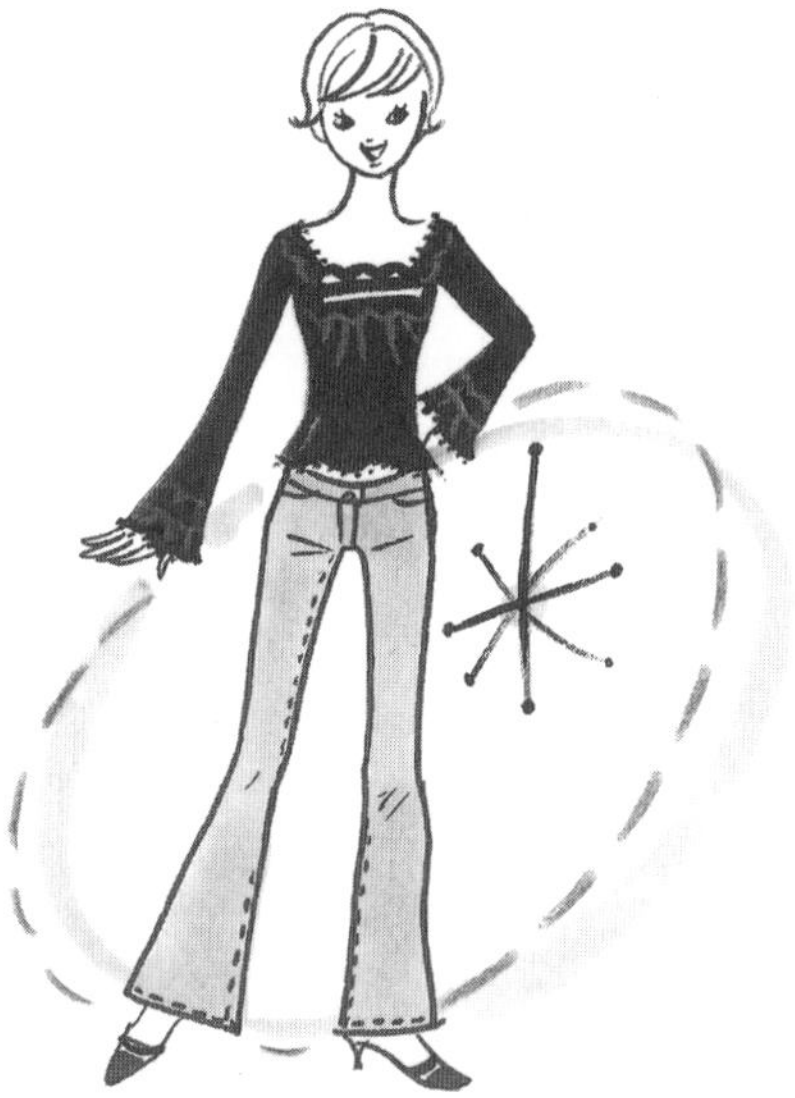

末吉先生は、一人ひとりのからだにちゃんと触れながらアドバイスしてくださるので、とてもわかりやすいんです。
スタイルバツグンの先生を見ていると、「わたしもがんばろう！」と励まされます。これからも美腰メイクを続け、理想のスタイルをめざしたいです。

体験談2

たった3ヵ月で洋服のサイズが11号から7号になった！

Y・Iさん
45歳・主婦

「毎日続ければ腰痛や更年期障害も治るんだ！」

これまで、ずいぶん長い間、体調のすぐれない日々を過ごしていました。27歳のときにホルモンに異常をきたす下《か》垂《すい》体《たい》腫瘍《しゅよう》を患い、3回手術をしたんです。

そのため、肌の乾燥がひどく、粉をふいて洋服についてしまうほどに。めまいやむくみにも悩まされていました。さらに8年前には、ころんで恥骨《ちこつ》を骨折し、左右の足の長さが違ってしまって……。

歩いていてもつまずくことが多く、足のつめが割れるので、サンダルははけない状態。腰痛もひどくなり、毎朝、腰をかばいながら起き上がるようにしていました。最近は更年《こうねん》期《き》障害《しょうがい》も重なって、便秘やゆううつ感も悩みだったんです。

●ゆううつ感も解消して毎日イキイキ！

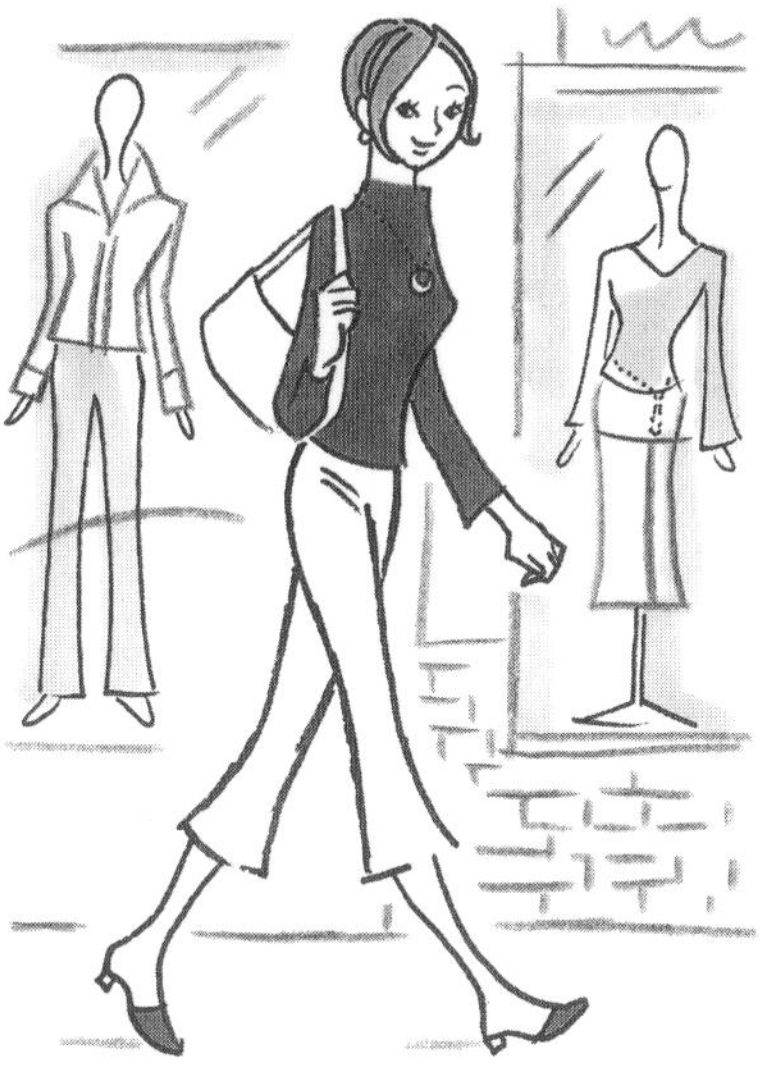

そんなある日、美腰《びこし》エクササイズの体験レッスンの案内を発見。「簡単にできて、運動量が少なく、腰痛が治るのなら……」と、お試し感覚で申し込んでみました。

美腰メイクのレッスンをはじめて3ヵ月ほどたったころでしょうか、夏でも必要だったボディクリームをつけることがなくなり、肌にうるおいが出てきたのです。

歩きながらつまずくことも少なくなったので、あこがれのサンダルもはけるようになりました！　腰痛もなくなり、朝も元気に起き上がれる毎日です。健康になると、気持ちが明るくなって、ゆううつ感も解消されました。

じつはわたしは、教室でまだうまく腰を回せていないし、家でも1日1回腰回しをする程度。「じょうずでなくても、毎日続ければ腰痛が治るんだ！」と、ほんとうにびっくりしましたね。

体重は3・5kgへり、お尻もバストもアップ

体型でもっとも早く効果が出たのは、お尻《しり》でした。腰回しをはじめて2ヵ月でヒップがキュッと上がり、娘にも「お尻が小さくなったね！」とほめられたんです。

3ヵ月目には、ウエストが細くなったのもわかりました。11号だった洋服のサイズが、なんと7号になったんです。

さらにバストアップも実感。これまでダイエットをすると、かならず胸のボリュームが落ちてしまうのが悩みでした。けれど美腰エクササイズをしていると、下がりぎみだった胸が徐々に上がっていく感じがわかるようになったんです。

気づいたら、体重もなんと3・5kg減！　食事制限もしていないのに……。姿勢がよくなって猫背《ねこぜ》が直ったせいか、「身長が高くなったんじゃない？」と友人にいわれることもふえました。

お化粧のノリがよくなって、おしゃれも楽しめる

腰回しをすると血行がよくなるせいか、肌もツルツルになってい

●どんどん新しい目標ができる

ます。おかげで、お化粧のノリもよくなりました。

ファッションも、若い人向けのスリムなラインのものを着られるようになったので、「若々しくなった」と周囲の評判も上々！　サイズの小さい洋服を選べるようになると、おしゃれの幅も広がって、新しいファッションにもトライしてみたくなります。

✿「つぎはここを細くしよう！」と目標もできた

腰回しに出合ってから、ほかの人のスタイルにも目がいくようになりました。「あの人はもう少しお尻が締まれば、キレイな体型になるのになあ」と、腰回しを教えてあげたくなります。

最近は、「今度は脚を細くしよう！」「背中の肉をとろう！」と、新たな目標ができました。きっとつぎもできる！　と自信をもって、腰回しに励んでいます。

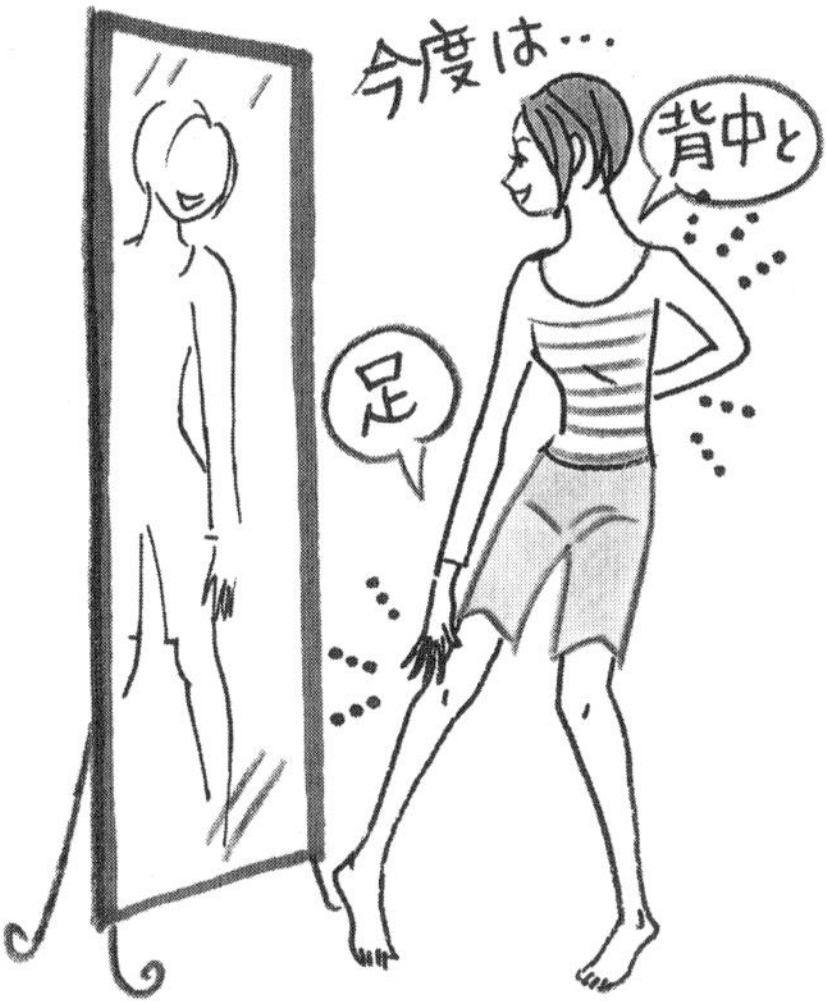

体験談3

バストがDカップからFカップに！
体脂肪は5％減！

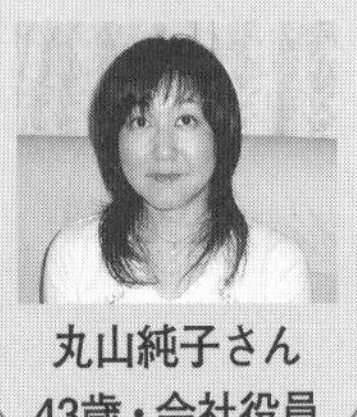

丸山純子さん
43歳・会社役員

✿アンダーバストとヒップが4・5cm細くなった

あるテレビ番組で末吉先生をはじめて拝見し、そのウエストの細さにびっくりしました。

その数ヵ月後、新聞の折り込みチラシで、先生のカルチャーセンターの講座を発見し、「あのテレビに出ていた方だ！」と思い出したんです。

「腰を回す簡単な運動だけでやせられるなら」とすぐに申し込み、現在はレッスンをはじめて5ヵ月になります。

もともとダイエットには興味があり、食事制限と運動で4kgほどの減量に成功したこともありましたが、そのときも洋服のサイズは変わらないままでした。お気に入りのパンツがあっても、「お尻《しり》は

●バストアップして70のＦカップに！

入るのにウエストは入らない……」といった悩みもあり、「パンツがスッキリ着こなせる体型になりたい」と思っていたんです。

2週間に1回の美腰《びこし》エクササイズのレッスンを受け、家ではテレビを見ながら、1日1～2回のエクササイズを続けてきました。すると、早くも1ヵ月で効果があらわれたんです！

まずアンダーバストが1・5㎝へって、3ヵ月後にはさらに3㎝減！ バストアップも実感し、ブラジャーのサイズは75のＤカップから、70のＦカップに変わりました。

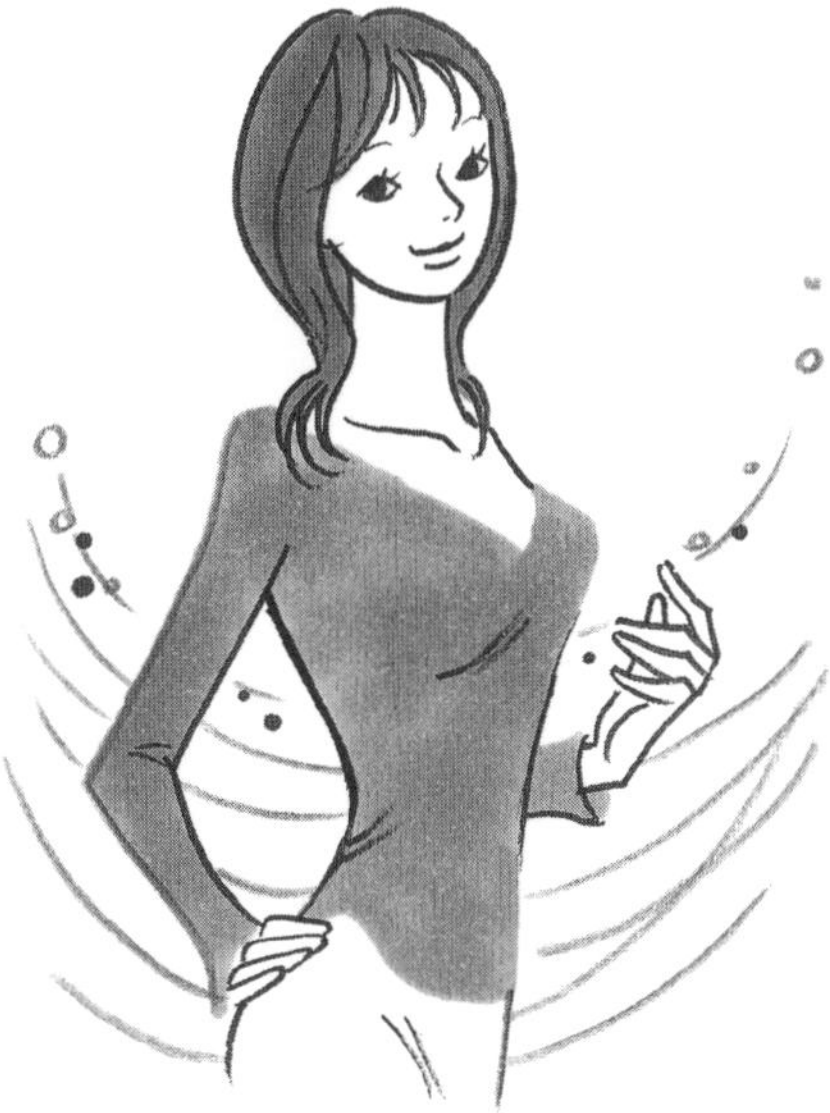

ヒップは、89・5㎝が85㎝に。ジーンズは29インチが27インチになり、洋服も11号が9号へとサイズダウンしました！

ウエストはなんと7㎝もへって、体脂肪は5％も落ちました。食事制限もしないで、とても健康的にやせることができたのでうれしいです。

長年続いていた扁桃腺の腫れも治まった

じつはここ数年、体調が悪く、毎月1～2回は扁桃腺《へんとうせん》を腫《は》らして、病院に行っては点滴を受ける日々を過ごしていました。

けれど、腰回しをはじめて2ヵ月たったころから、扁桃腺が腫れなくなったことに気づきました。ほかに変わったことは何もしていないので、腰回しの効果としか考えられません。

ダイエットだけでなく、体調もよくなるなんて、ほんとうにびっくりしました。病院にも行かなくなり、まわりの人からも「最近、元気になったね」といわれることが多いですね。

鏡に映る自分がイヤじゃなくなった

また、以前は、スーパーなどで全身が映る鏡があると、引き締まっていない自分の姿を見るのがイヤだったんです。でも最近ではその鏡で自分の姿勢をチェックするようになって。鏡を見ることに抵抗がなくなりましたね。

今後自分にどんな変化が出てくるか、とても楽しみにしています。

体験談4

体重は2kg減！ 食べ過ぎても太らないからだになった！

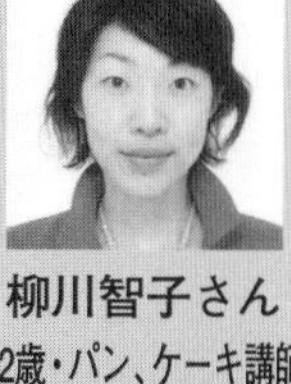

柳川智子さん
32歳・パン、ケーキ講師

ヨガでケガをしたのは美腰に出合う運命だった

からだについて、とくに大きな悩みを抱えていたわけではないのですが、「健康で引き締まったからだでいたい」という意識があり、整体を学んだり、ヨガに通ったりしていました。

ただ、整体は自分で自分のからだを治すのが難しい。ヨガは、難しいポーズをしたせいで、腰をケガしてしまったことがあって……。「もっと安全にからだを整えられるエクササイズがあればいいのに」と思っていたところ、末吉先生の腰回しをテレビで拝見したんです。「これなら無理なくできそう！」と思い、さっそく教室を調べて申し込みました。

レッスンを開始して7ヵ月。美腰《びこし》エクササイズはきついエクササイズではなく、やっていて「気持ちいいなあ」と思えるので、続けられるんです。いまでは、「ヨガでケガをしたのも美腰エクササイズに出合うための運命だった！」とまで思うようになりました。

ぽっこり下腹がスッキリ！　ヒップはキュッとアップ！

美腰エクササイズの効果は３ヵ月ほどであらわれました。おなかに筋肉がついてきて、下腹《したはら》がスッキリしてきたんです。

スカートやパンツをはくと、腰まわりがゆるくなっていることにも気づきました。友人からは、「お尻《しり》が上がったね」といわれるように！　これまで敬遠していた細身の洋服も、堂々と着られるようになったのがとてもうれしいです。

食事制限はいっさいしていないのに、体重も２kgへっていました。以前は食べ過ぎるとすぐに太ってしまう体質だったのですが、いまでは体重がふえることはありません。

わたしは末吉先生のレッスンを週に１回、家では朝起きたときか寝る前に１日１回、５～10分程度のエクササイズをしています。それだけでこんなに効果が出ることにびっくりですね。

●生徒さんどうしほめあうことも

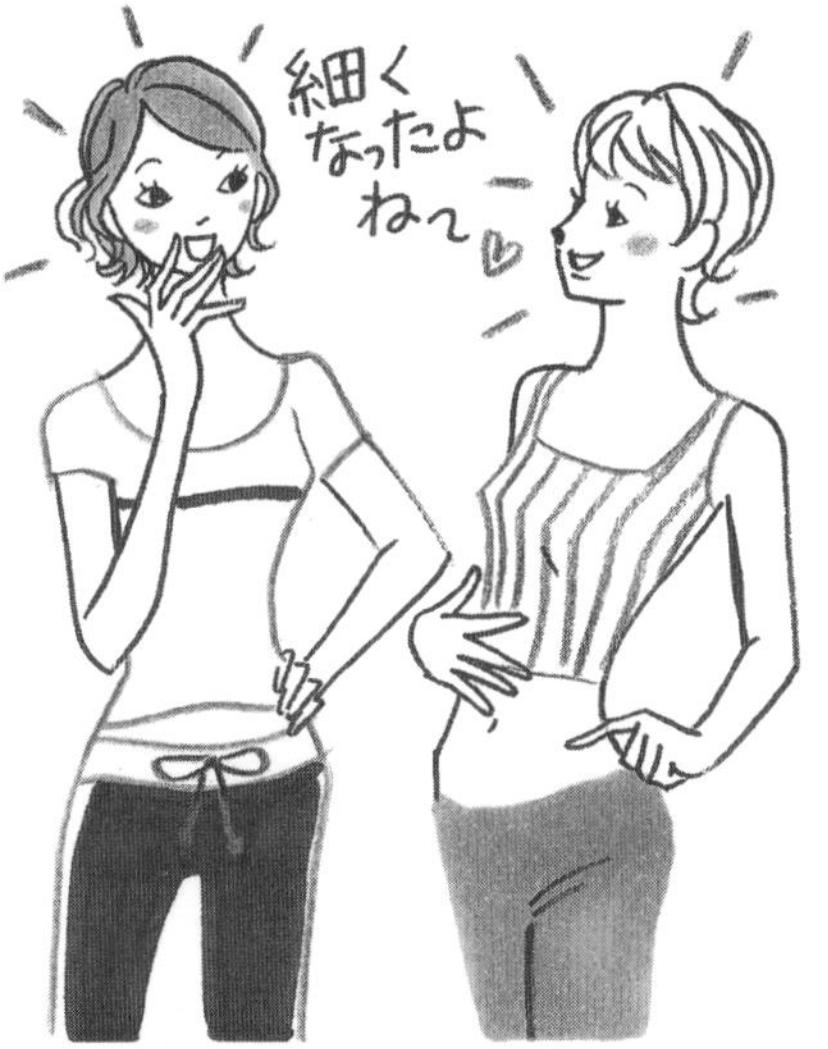

友だちから「おなかペッタンコだね」といわれる

レッスンは、幅広い年代の方がいらっしゃって楽しいですよ。「背中のラインがスッキリしてきたわよ」などと、後ろにいる生徒さんから声をかけていただいたり、きれいになったからだをほめあうこともあります。

最近では、友だちから「おなかペッタンコだね」「姿勢がいいね」といわれることもよくあります。自分のからだがよい方向に変化すると、自信にもつながります。つらい体操でなく、気持ちいい腰回しでからだが引き締まっていくのはとてもうれしいです。

これからは、パーツの引き締めも意識しようと思っています。太ももを細くして、脚のラインをキレイに整えるエクササイズにもチャレンジしたいですね。

体験談5

腰回しのおかげ？ で待望の懐妊！ しかも産後は産前よりスリムに！

永井希代子さん
33歳・主婦

ジーンズが2サイズダウン、体重は4kg減

4年ほど前に右足のじん帯をいためて、しばらくスムーズに歩けない状態が続いていました。その後、左足ばかりを使っていたためか、お尻《しり》の高さが左右で違うようになってしまって……。「なんとかこのゆがみを直したい」と思っていたときに、デパートの広報誌で末吉先生の美《び》腰《こし》メイクの特集を拝見しました。先生の腰の薄さにびっくりし、しかもエクササイズはとても簡単！

さっそく教室に申し込もうと電話をしたら、なかなか電話がつながらず、つながったときはもう満員とのこと。その人気ぶりに驚きながら、3ヵ月後の予約受付で再チャレンジ。キャンセル待ちといわれましたが、あきらめずに待って受講できることになりました。

● 1ヵ月で体重が4kgもへった！

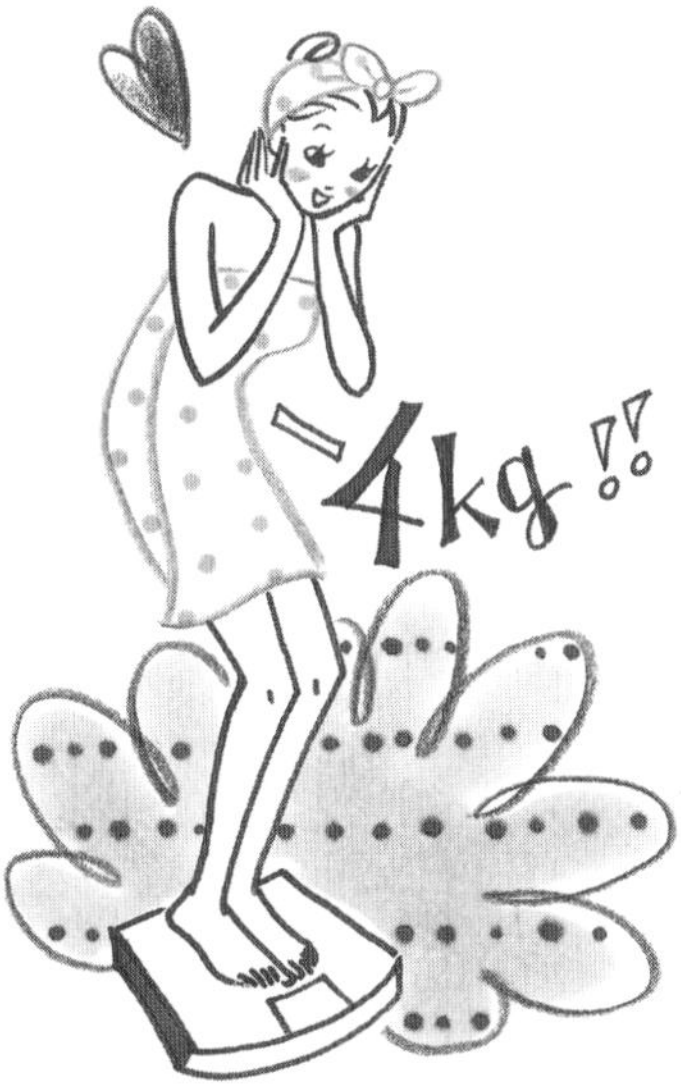

初レッスンのつぎの日、床に座ったときのお尻の感じがいつもと違ったんです。お尻の骨の床にあたる部分が、いままでとは明らかに違いました。

「もう腰回しの効果が？」という期待があり、レッスンを週に1回、家では1日1回2～3分の腰回しとエクササイズを続けました。

すると1ヵ月後には、左右のお尻の高さが両方同じになりました。

さらに続けるうちに、脚のつけ根が細くなって、ジーンズが2サイズダウン！　体重は4kgもへりました。「こんなおだやかな体操でスタイルがよくなるなんて！」と、とってもうれしかったです。

1年後に妊娠がわかった！

とくにうれしかったのは、教室に通いはじめて1年後に、待望の赤ちゃんができたこと。結婚して5年、なかなか妊娠しなかったので、「赤ちゃんができにくいのかも」と思っていた矢先のことでした。

末吉先生からは、出産後のエクササイズのアドバイスもいただき、寝たまま足を動かすエクササイズから行なった結果、おなかのお肉もすぐになくなりました！

産後太りもなく、むしろいまは、妊娠前より細い体型になったんです。

不思議と朝の目覚めまでよくなった

腰回しをはじめてから、もうひとつ不思議なことがあります。以前は、朝起きるのがとても苦手で、目が覚めてもなかなか起き上がることができませんでした。それが腰回しをはじめて1週間ほどで、目がパッチリ覚め、ふとんからすぐに出られるように！　この変化はほんとうにうれしいです。

末吉先生は東京に拠点を移されていますが、ますますファンになり、いまでは講師をめざしてがんばっています。

先生に教わったことを続けていれば、納得のいく体型をキープできると信じ、楽しく腰回しを続ける毎日です。

体験談6

下半身太りが解消！ 気分も明るくなり夢も見つかった

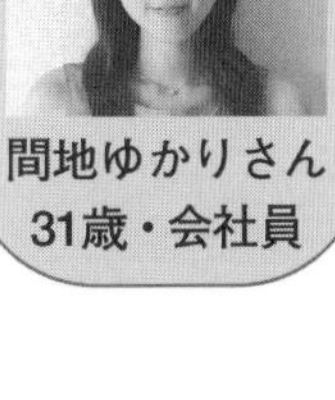

間地ゆかりさん
31歳・会社員

3ヵ月で足首が締まり、ほっそりした脚に

もともと習い事をするのが大好きで、クラシックバレエやヨガなど、気になるものがあれば、つぎつぎにチャレンジしてきました。けれど、バレエはレッスンが厳しく、ヨガでは手首をねんざしてしまい、長続きしなかったんです。

「会社帰りにリフレッシュしたい」というのが習い事のいちばんの目的だったので、もっと気軽にできる習い事を探していました。そんなときに、カルチャーセンターの末吉先生の講座を見つけました。

申し込んだときはすでに満員でしたが、3ヵ月後に入会することができて、レッスンを開始。最初は、ゆったりしたレッスンの雰《ふん》囲気《いき》に驚きました。

末吉先生もかわいらしい印象で、えらそうなところがまったくないんです。いつもそばに来て指導してくださり、先生と生徒との間で距離も感じませんでした。なんだか居心地がよくて、毎週のレッスンが楽しみになりました。

レッスンを開始して3ヵ月たったころから、見た目に変化が出てきました。上半身に比べて、下半身が太めだったのですが、脚のむくみが解消されて、ほっそりしてきました。きつめだったパンツもゆるくなり、あまりはかなかったスカートも、自信をもってはけるようになりました。母からも「足首が細くなったね」といわれ、とてもうれしかったです。

エクササイズをすることで、手足が温かくなり、冷え性がおさまったのもうれしいできごとでした。

リフレッシュでき、ストレスがたまらなくなった

わたしは、レッスンはもちろん、家でもエクササイズをしています。1日に15〜30分ほど、寝る前に基本のエクササイズをして最後に足首を回します。

●講師という夢が見つかった

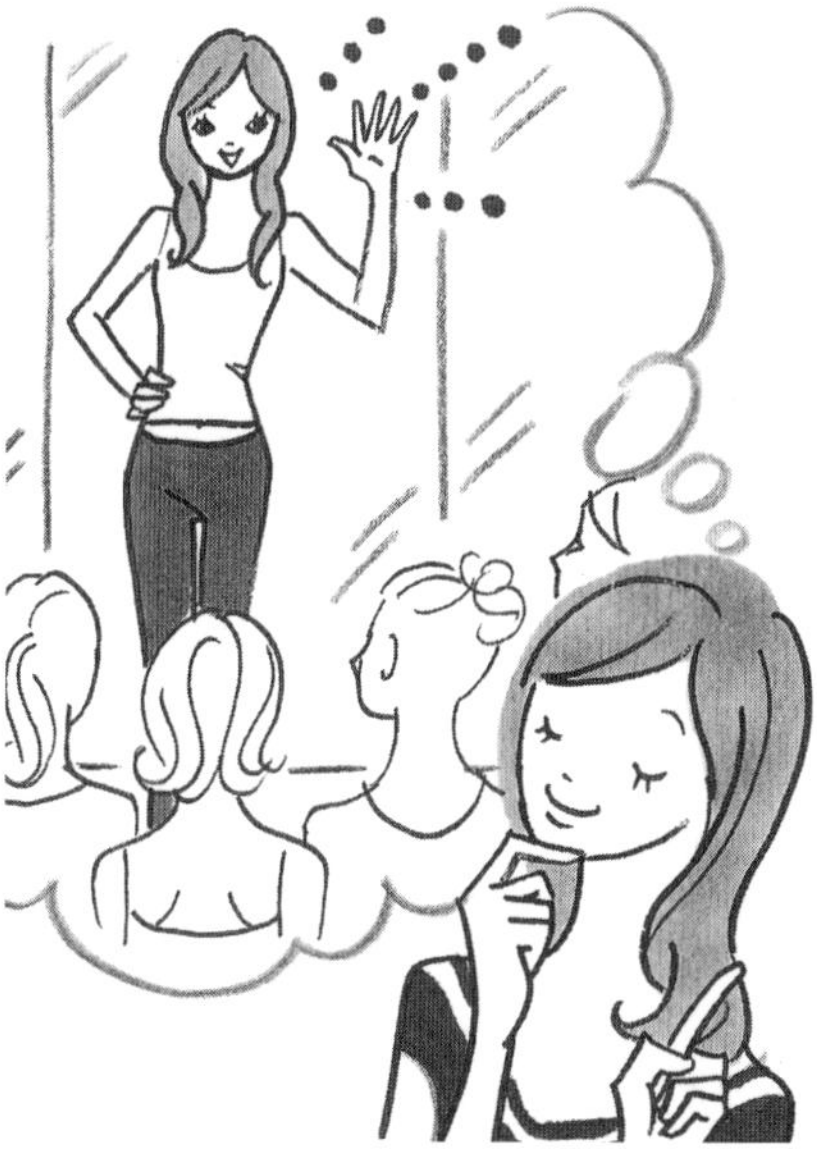

エクササイズをすることで、仕事のあともリフレッシュできて、ストレスがたまらなくなったように思います。気分が晴れるせいか、外に出かける機会も多くなりました。ショッピングも以前にも増して楽しく、毎日明るい気分で過ごせるのが心地いいです。

講師を目指し、末吉先生のもとで勉強中

腰回しを続けるうち、「こんなに効果のある腰回しをほかの人にも教えてあげたい」と思うようになり、末吉先生の講師養成講座を受講しはじめました。

いままでいろいろな習い事をしてきましたが、「講師になりたい」という夢が見つかったのは、今回が初めてです。

1年間の養成講座で勉強して、末吉先生のような魅力的な女性になれるように、がんばりたいと思っています！

おわりに

腰回しは神様からのすてきなギフト

いくつになってもイキイキと美しい生き方を！

腰回しとの出合いは、わたしにとって、神様からのすてきなギフト。

そういっても過言ではないほど、この体操を続けていると、つぎからつぎへともったいないほどのチャンスが与えられ、ハッピーなことが自分の身に起こり続けています。

現在47歳。からだを締めつける下着やコルセットなどいっさい

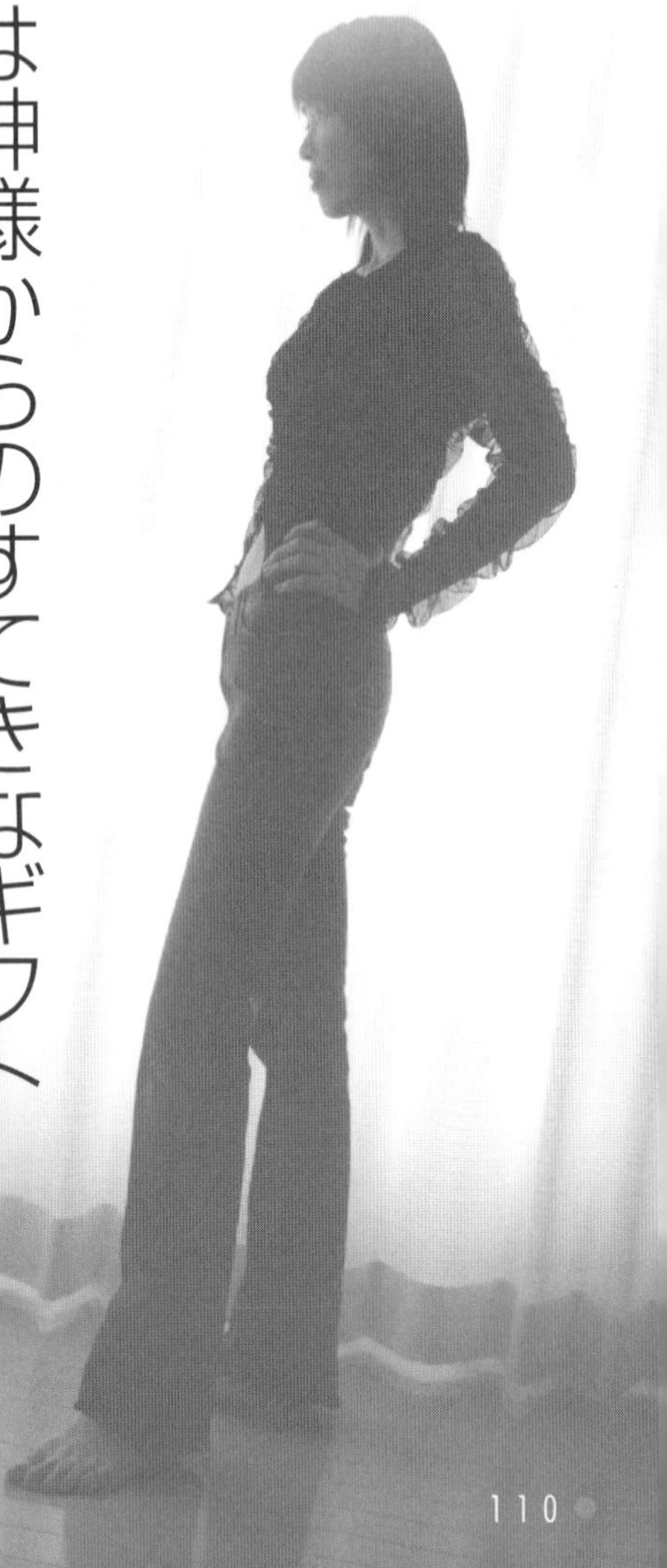

身につけずに、20数年間、美腰《びこし》エクササイズだけで、ウエスト56㎝センチというくびれた体型を維持することができています。

長い間、〝腰回し〟の講師をしていますと、「女性の骨盤《こつばん》って、とってもキレイだなあ」と感じることがよくあります。

女性の骨盤は、生命を育む重要な場所ということもあり、なにか神秘的な感じがするのです。骨盤の形も、男性に比べて、まぁるくて柔らかなハート型で、とってもかわいらしくて、まるでやさしいゆりかごのように思えます。

そんな骨盤をやさしく調整する腰回しで、みなさんも、いくつになってもイキイキと美しく輝いた生き方をしてくださいね。

この本を作成するにあたり、たくさんの方にお礼申し上げます。マキノ出版の編集長・一条さん、『壮快』編集長の室橋さん、編集部の鈴木雪子さんはじめ編集スタッフのみなさん、造事務所のみなさん、わたしの両親、娘の里奈、歩美、取材にご協力いただいた生徒のみなさん、ほんとうにありがとうございました。

著者記す

著者●SHINO（末《すえ》吉《よし》志《し》のぶ）

Studio Cute主宰。美腰メイクの考案者。福岡県生まれ。出産後のダイエットがきっかけで骨盤の重要性を知る。産じょく体操、ストレッチ、ヨガ、整体などをヒントに、昭和61年より骨盤のゆがみを直す体操や呼吸法、リラクゼーションをとりいれたオリジナルの美容体操をカルチャースクールなどで教えはじめる。ラジオ番組のパーソナリティーを経験するなど多方面で活動、テレビや雑誌などにとりあげられるなどして現在に至る。
※「美腰」は登録済みの商標です。

監修●寺《てら》田《だ》壮《しょう》治《じ》

寺田クリニック副院長。日本体育協会公認スポーツドクター。日本医師会認定健康スポーツ医。医学博士。RPBエクセルシア顧問医。Tipness池袋店相談医。自身も毎日のトレーニングを欠かさず、ダウンヒル・バイク、モータースポーツなどで活躍する。

Staff

文	垣内 栄
本文イラスト	池田須香子、天田よう
カバー&本文デザイン	コマツ・タカヨ、富田満
写真	松田敏美、木寺一路
ヘアメイク	喜久絵美（WYNN）、西松里華

ウエストがくびれる「美腰メイク」エクササイズ
やせる！ 腰回しダイエット

平成18年11月11日／第１刷発行
平成19年７月25日／第13刷発行

著　者　末吉志のぶ
企画·編集　株式会社　造事務所
発行者　秋山太郎
発行所　株式会社　マキノ出版
〒113-8560　東京都文京区湯島２-31-８
☎03-3815-2981　振替 00180-2-66439
マキノ出版のホームページ　http://www.makino-g.jp

印刷所
製本所　株式会社　廣済堂

落丁本・乱丁本はお取り替えいたします。

お問い合わせは、編集関係は書籍編集部（☎03-3818-3980）、販売関係は販売部（☎03-3815-2981）へお願いいたします。定価はカバーに明記してあります。

ISBN978-4-8376-7067-4　C0077